Brigitte Voss

Heile dein Herz

Der Schlüssel zum Glück ist die Liebe
zu dir selbst

Giger Verlag

Originalausgabe 2017
1. Auflage der Taschenbuchausgabe 2018

Telefon 0041 55 442 68 48
www.gigerverlag.ch
Lektorat: Monika Rohde
Umschlaggestaltung:
Hauptmann & Kompanie Werbeagentur, Zürich
Layout und Satz: Roland Poferl Print-Design, Köln
Druck und Bindung: GGP Media GmbH, Pößneck
Printed in Germany

ISBN 978-3-906872-67-4

Brigitte Voss

Heile dein Herz

Inhaltsverzeichnis

Ich widme dieses Buch meinen beiden Töchtern
Tatjana und Isabelle und allen Mitmenschen,
die sich auf den gleichen Weg mit mir machen,
zu ihrer inneren Heilung und somit
der Heilung unserer Mutter Erde!

Vorwort

Ich erinnere mich noch sehr genau, wie es 2014 auf Ibiza war! Auf der Finca eines Schweizer Mäzens. Dessen Stiftung veranstaltete dort jährliche Treffen für besonders medial begabte Persönlichkeiten. Dort begegnete ich Brigitte das erste Mal – damals wurde sie mir noch als Brigitte Balzarini vorgestellt, heute trägt sie ihren Mädchennamen wieder.

Natürlich diskutierte man bereits im Vorfeld über sie und ihre Teilnahme, seit Jahren war Brigitte ja eine *Person öffentlichen Interesses*, als ehemalige Miss Schweiz und Lebenspartnerin des »Gotthard«-Leadsängers Steve Lee (gest. 2010) rückten Print-Medien und Fernsehen sie vor und nach seinem tragischen Tod immer wieder ins Rampenlicht. Diese Tragödie, damals, in der Wüste Nevadas, als sie die Hand des Mannes hielt, der die Liebe ihres Lebens war, und der vor ihr auf dem Asphalt im Sterben lag, wurde zum Trauma ihres Lebens, das in den Jahren zuvor von Erfüllung und Unabhängigkeit geprägt war.

Was würde wohl heute aus dieser Frau geworden sein? Auch in den Folgejahren waren es die Unwägbarkeiten und

Untiefen im Leben des ehemaligen Models, die die Öffentlichkeit immer wieder faszinierten. Eine Frau, die die Leichtigkeit des Seins, das größte Glück, aber auch unermesslichen Seelenschmerz erfahren hatte und immer wieder am Abgrund stand.

Also, wer war sie? Immerhin hatte die Stiftung sie in den exklusiven Kreis der handverlesen ausgewählten und anwesenden, international akkreditierten und professionellen Medien eingeladen …, wer würde uns da entgegentreten? Jemand, der seit Jahren immer wieder auf den Titelblättern der Klatschpresse erscheint und jetzt die eigene mediale Begabung entdeckt hatte?

Am Tag unseres ersten Zusammentreffens arbeitete ich am Nachmittag vor dem ehemaligen Poolhäuschen und bereitete den darin befindlichen Sitzungsraum, den sogenannten Séanceraum, für den Abend vor, als ich Brigitte durch die Tür, die zur Bibliothek führte, kommen sah. Im Innen- und Poolbereich des Anwesens kam sie mit vorsichtigen Schritten direkt auf mich zu, um mich zu begrüßen. Wir kannten uns nicht zu diesem Zeitpunkt.

Dass man einem Menschen begegnet und sofort – wie instinktiv – spürt, dass dieser etwas mit sich bringt, das außergewöhnlich ist, das passiert einem ja sehr selten im Leben.

Brigitte ist schön, hat eine makellose Figur, lange volle blonde Haare und ist stilsicher gekleidet, auch ihrer inneren Schönheit wird der aufmerksame Betrachter sofort gewahr, was ihr eine beeindruckende weibliche Präsenz verleiht, doch das ist es nicht, was ich meine.

Schon in ihren ersten Worten, die sie an mich richtete, lag etwas Besonderes und ich vernahm etwas ganz deutlich, das ich später als einen Kernaspekt ihrer Persönlichkeit schätzen lernen durfte. Eine Eigenschaft, eine fast schon buddhistisch anmutende natürliche Zurückhaltung, die ihrem Gegenüber, ihren Gesprächspartnern großen Raum lässt. Für sie scheinbar ganz natürlich, beruht das auf ihrem grundlegenden Respekt, den sie dem Leben entgegenbringt. Sie besitzt dieses sehr angenehme Wesen, das gänzlich unaufdringlich ist.

Von großer Sanftheit sind auch die Wahl ihrer Worte, ihre Gesten, was erneut jedem Buddhisten zur Ehre geraten würde. Doch Voss, deren zentrales Thema in der Spiritualität die Heilung ist, verschreibt sich keiner Konfession oder Glaubensform, sondern der metaphysischen Transzendenz ganz allgemein und kann so die für sie kraftvollsten Elemente aus jeder Religion für sich nutzen.

Ich war gleich beeindruckt.

In ihrer Kindheit bereits, erfuhr ich viel später, entdeckte sie ihre medialen Anlagen, verwandelte sie aber erst in den letzten Jahren in eine Erfolgsgeschichte und einen Akt persönlicher Selbstverwirklichung. Heute spricht Brigitte im Fernsehen und in spirituellen Zentren über ihre Erfahrungen und gibt mediale Sitzungen, in denen sie auf Seelenebene die Lebensthemen und -komplexe ihrer Klienten erspürt und sie mit ihnen auflöst.

Noch am selben Abend, damals im Sommer 2014, in der Séance mit der Gruppe auf Ibiza, ermöglichte ich Brigitte dann einen »Kontakt« mit ihrem geliebten Steve, was sie mit großem Glück erfüllte. Von dieser Begegnung mit dem »Jenseits« blieb sogar ein Objekt zurück, welches sie bis heute mit sich führt und das ihr viel bedeutet. Solche gemeinsamen Erlebnisse haben uns auch verbunden!

In den kommenden Jahren begegneten wir uns in einer großen Regelmäßigkeit immer wieder – und hielten meine Frau und ich uns im Raum Zürich auf, begegnete Brigitte uns Mal um Mal mehr mit einer großen selbstlosen Hilfsbereitschaft und unterstützte uns tatkräftig.

Mit großer Freude nahmen wir ihre Entwicklung wahr, ihre Studienreisen und Exkurse, ihre Einweihungen und Entwicklungen hin zu einem unabhängigen, erfüllten Menschen mit einer wundervollen Gabe.

Das vorliegende Buch unterscheidet sich also in gewisser Weise von seinem Vorgänger. Es erzählt, wie demjenigen, der am Abgrund steht, die Kraft gegeben werden kann, Flügel wachsen zu lassen und sich aufzuschwingen anstatt hinabzustürzen.

In ihrem aufregenden und vielseitigen Leben mündeten die Dynamiken nun in diese interessanteste aller Geschichten, die Brigitte Voss heute erzählen oder mit uns teilen könnte!

Nach Jetset und Schicksalsschlägen verwirklicht sie sich schlussendlich, aktiviert ihre wahre Natur und belegt, dass wir alle Zugang zu einer göttlichen Energieform bekommen können, die große transformative Kraft besitzt, unsere Leben zu verbessern.

Auf den Schwingen, die ihr einst erwuchsen, erfasst sie die staunenden, lachenden, weinenden Leser und trägt sie zu den Stationen ihrer eigenen persönlichen Befreiung und Verwirklichung und offeriert ihnen das Wissen, es ihr gleichzutun.

Möge dieses Buch und die Kraft, die in ihm steckt, möglichst viele erreichen!

Möge die Transformation beginnen.

Kai Mügge,
freischaffender Journalist
im Frühjahr 2017

Liebe Leserin, lieber Leser

Es gibt viele tiefgreifende Gründe, warum ich dieses Buch für dich niederschrieb.

Der Hauptgrund aber scheint mir beim Einfühlen schnell klar, zum einen ist es meine starke Empathie, die ich bereits als Kind sehr ausgeprägt für alle Lebewesen besaß, zum anderen ist es mein unbeschreibliches Glücksgefühl, das ich hier auf dem fortgeschrittenen Weg meines Glaubens an mein höheres Selbst gefunden habe. Natürlich nahm ich dank meiner Hellsichtigkeit schon immer Dinge wahr, über die ich meist nicht offen sprechen konnte. Aber als ich vor circa sieben Jahren nach zwei heftigen Schicksalsschlägen, die mir und meinen zwei Töchtern fast den Lebensmut raubten, vor der Wahl stand, entweder meine innere Stärke, die jeder Mensch besitzt, hervorzuholen oder einzugehen wie eine zarte Blume, riss ich mich zusammen und unternahm den Weg zu meiner Seelenmitte und in mein unbeschreibliches Glück.

Mein göttliches Licht in mir wurde durch die aktivierenden Übungen und die damit verbundene Bewusstseinserweiterung so hell und stark ausgeweitet, dass ich meine

Töchter damit umhüllen konnte respektive sie ebenfalls in die Höhe mitziehen durfte. Es ist für beide heute so normal, wie draußen die Sonne scheint, dass wir Gott in uns als Licht im Herzen haben. Viele Menschen haben ihr Licht auf Sparflamme. Diejenigen aber, die einen Raum betreten und angenehm auffallen, weil sie für viele Menschen unbewusst den ganzen Raum mit ihrem Licht erhellen, das sind die Menschen, die täglich ihr Licht aktivieren mit vielen verschiedenen kleinen Übungen.

Natürlich sollte man zuerst viel zum besseren Verständnis der Übungen wissen oder vielmehr erkennen. Deswegen habe ich in diesem Buch alles für den Weg in deine Seelenmitte, in Kapitel unterteilt, niedergeschrieben. Du wirst die verschiedenen Stadien der Meditation kennenlernen, denn nur durch Meditieren, was bedeutet, für eine gewisse Zeit die Gedanken auszuschalten, lernen wir, nur noch mit den Sinnen zu fühlen. Du wirst etwas über die Intuition/Telepathie, dein drittes Auge und über die Akasha-Chronik erfahren, über den inneren Herzensraum und wie man ihn neu ausrichtet, über das Merkmal Angst, die uns blockiert.

Ich werde ebenfalls über meine Reise nach Indien und meine Ayurvedabehandlungen erzählen und über den Besuch dort in der Palmblattbibliothek bei einem indischen Guru, der mir aus einem Palmblatt mein bisheriges und zukünftiges Leben stimmig vorlas.

Kurz vorstellen möchte ich meine letzte Vision und einige weltberühmte Wahrsager und ihre Prophezeiungen für unsere Weltgeschichte.

Das Wichtigste in diesem Buch wird aber für dich sein, dass du lernst, dich mit deinem höheren Selbst zu verbinden, wie du dich selbst heilen kannst, über die Kraft deiner Gebete und wie dir mit deinem neuen Vertrauen zu deiner inneren göttlichen Kraft – der Quelle viele Wünsche – diese gelingen respektive in Erfüllung gehen können. Sodass du dich zum Gebet für den Weltfrieden auch begeistern lässt und mit deiner Seelenkraft daran teilnimmst.

Mithilfe der modernen Technologie hat der Mensch leider erreicht, die Natur zu unterwerfen. Wir haben sogar angefangen, in die Chemie des Lebens einzugreifen, um sie an unsere Zwecke anzupassen. Trotz mehr Kommunikationsmöglichkeiten sind wir gleichzeitig immer einsamer geworden. Viele von uns haben kein spirituelles Vertrauen mehr. Aber ohne spirituelle Grundlage leben wir nur mit dem Wunsch, unserem privaten Vergnügen nachzugehen. Viele glauben nicht länger an irgendwelche Ideale oder Glaubensrichtungen, nicht einmal mehr, dass wir alle aus der gleichen göttlichen Quelle kommen.

Aber ohne Ideale und eine Ausrichtung, die wir unserem Leben geben können, sind wir wie entwurzelt. Es fehlt uns einfach die Verbindung zu unseren spirituellen Traditionen unserer Vorfahren, unserer Familie und unserer Gesellschaft. Viele von uns geben sich einem Leben hin, das komplett unorientiert und selbstzerstörerisch ist. Zum Glück sind aber in den letzten Jahren auch viele Samen der Weisheit entstanden. Wir wissen heute, dass wir entweder zusammen leben oder zusammen sterben werden und dass ohne Verständnis füreinander Liebe unmöglich ist. Daher kann die Kunst des achtsamen Lebens für uns alle unser Überleben bewirken.

Wenn du dir das immer wieder vor Augen hältst, wirst du eines Tages die gleichen Worte hören, wie ich sie seit Jahren schon höre: Brigitte, setz dich zu uns, du tust uns gut, oder gib mir bitte einen Hinweis, ich möchte so werden wie du, oder bitte lege mir die Hände auf, dass es mir körperlich oder seelisch besser geht etc.

Glaube mir, jeder Mensch hat in seinen Händen heilende Fähigkeiten. Es sind die Kanäle, die bei vielen blockiert sind, sodass das göttliche Licht nicht hindurchfließen kann. Bist du einmal in deiner Selbstheilung angelangt, dann kannst auch du der beste Kanal für Heilung werden. Natürlich gibt es Menschen, die dieses Talent stärker in sich tragen, aber generell hat jeder diese sogenannte innere Heilkraft in sich. Das ist der Grund, warum wir alle einzeln oder in Gruppen fähig sind, das heilende göttliche Licht zu Menschen in der Ferne oder in die ganze Welt hinaus zu geben.

Ich wünsche dir nun, dass du sehr bald auch dieses wunderbare Glücksgefühl empfinden darfst. Durch dieses Buch bin ich mit dir im Herzen verbunden.

Brigitte Voss

Mein Weg

Es war ein kalter Wintertag in Lugano. Meine große Liebe war vor vier Monaten verstorben und ich wusste, dass ich in zwei Monaten aus seinem Haus ausziehen musste. Eigentlich hatte ich kein Problem damit, weil ich lieber vorwärtsschauen wollte, das bedeutet, an einem neuen Ort neu anzufangen. Auch hatte ich durch den Tod meines geliebten Steve Lee eine solche Bewusstseinserweiterung durchgemacht, dass ich seitdem sehr innig mit der göttlichen Quelle verbunden war.

Durch viele kleine Begebenheiten, die mich unvermittelt in die schwere Traurigkeit hinunterziehen wollten, lernte ich sehr bald, mich hinzusetzen, die Augen zuzumachen und zu beten: Allmächtige göttliche Quelle, stehe mir bei, bei diesem oder jenem Thema, und es wurde mir sofort oder später immer geholfen. So auch an diesem kalten Wintertag. Ich wusste immer noch nicht, wo ich wohnen sollte. Meine Töchter gingen in Minusio ins College, also wäre es stimmig gewesen, sich wieder dort niederzulassen. Von dort hatte mich mein Partner Steve drei Monate vor seinem Tod in sein Haus in Lugano geholt. Ich saß mit geschlossenen Augen in der Küche im Gebet, da rief mich eine ehemalige Nachbarin aus dem Haus an, in dem ich vorher in Minusio gelebt hatte. Sie fragte mich, wie es mir gehe, erzählte, dass sie und alle anderen Hausbewohner mit mir und meinem Schicksal mitfühlten und sich um mich Sorgen machten. Ob man mir helfen könne? »Oh ja«, antwortete ich, »ich suche wieder eine Wohnung und am liebsten in der dortigen Umgebung.« Sie antwortete: »Oh, Brigitte, die schöne Attika-Wohnung zuoberst ist vor einem Monat frei geworden und es wird ein neuer Mieter gesucht.«

Ich wusste genau, welche sie meinte. Steve war damals auf meiner Wohnungssuche mitgekommen und hatte sich in die damals schon freie Attika-Wohnung sofort verliebt. Er meinte sogar, wenn er jemanden für sein Haus finden könnte, würde er dort gleich mit uns einziehen. Das war dann nicht möglich und mir allein war sie zu teuer, so nahm ich die kleinere Wohnung im unteren Stockwerk. Das sagte ich auch meiner lieben Nachbarin, die mir gleich erklärte, dass sie mit dem Mietshausbesitzer verwandt sei und mir verspreche, ihm für mich eine Mietzinsreduktion vorzuschlagen. Am 1. Mai 2011 zog ich so in Steves Lieblings-Attika-Wohnung ein, zu einem niedrigen Mietzins, den ich mir leisten konnte.

Ich erlebte viele solcher Momente, sodass ich nur vorwärtsschauen konnte, weil ich mich so getragen und beschützt fühlte. Das war auch der Grund, warum ich, kaum in Minusio eingezogen, sofort begann, Medialität zu studieren. Jeden Tag stundenlang, sei es über die Weltgeschichte oder über das Jenseits, ich studierte mit der gleichen Energie, die ich verbraucht hätte, wenn ich in der Trauer versunken wäre. Gab es Momente, in denen ich starke Sehnsucht nach Steve verspürte, so nahm ich sofort ein spirituelles Buch zur Hand und las darin, bis mir die Augen zufielen.

Bald reiste ich auch noch ein drittes Mal nach Amerika, um meine Indianerfreundin Rain zu besuchen, die ich bei meiner zweiten Amerikareise, zwei Monate nach Steves Tod in Santa Fee, kennengelernt hatte. Die ganze Geschichte über diese wunderbare Begegnung habe ich in meinem ersten Buch *Mein Leben mit Steve* beschrieben.

Wir trafen uns in ihrer Heimat Kayenta am Fuße des Monument Valley. Ich wollte unbedingt dem Stammeshäuptling der Navajo-Indianer einen riesigen Koffer mit mitgebrachter Kindernahrung und Kleidern sowie Geld übergeben. Wir trafen uns und zum Dank für meine Geschenke durfte ich an einer heiligen Zeremonie in einer Schwitzhütte teilnehmen, wo man mit einem speziellen Ritual bewirken wollte, dass Steve sich ganz sicher drüben im Licht befand. Danach reisten wir noch in das Tal der Toten, wo alle Verstorbenen des Stammes verbrannt werden. Die Reise führte uns in ein Indianerreservat. Wir holten dort den alkoholkranken Onkel von Rain ab, der den Weg ins Tal der Toten am besten kannte. Diese Begegnung, wie das Dorf selbst, war trostlos und traurig. Überall lagen Scherben herum. Auf meine Frage, warum diese den Kindern zuliebe nicht weggeräumt werden, antworteten mir die Indianer nur mit ausdruckslosem Gesicht, es sei ja nicht mehr ihr Land, warum also sollten sie sich noch Mühe geben. Diese Antwort machte mein Herz schwer und ich entschloss mich, die Menschen aus Kayenta in meinem Herzen mitzunehmen, für sie zu beten. Aber zurückkommen wollte ich nicht mehr, es tat zu weh und half mir nicht auf meinem Weg in die Selbstheilung. Ich fühlte mich damals so hilflos.

Nach Hause zurückgekehrt begab ich mich wieder mit frischem Elan an mein Studium. Genau ein Jahr später, Mitte Mai 2012, war es so weit, ich war bereit, nach England zu reisen, um im Arthur Findlay College in Stansted eine Intensivwoche in Medialität zu absolvieren. Wie war ich aufgeregt, ich konnte es fast nicht erwarten, mit angehenden Medien aus der ganzen Welt im Klassenzimmer zu sitzen und zusammen medial zu arbeiten. Im College angekommen – das eher einem Schloss ähnelte mitsamt großem Park und wunderschönen Blumenwiesen –, rannte ich gleich nach draußen und spazierte unbeschreiblich glücklich den Parkweg entlang. Das Telefon ließ ich im Zimmer. Wieder zurück im College, sah mich meine liebe Freundin Sandra ernst an und meinte: »Brigitte, ich fühle etwas mit deiner Familie, ist alles in Ordnung?« Da der Hinweis von Sandra kam, nahm ich ihn sehr ernst, da ich schon einiges an Wahrnehmungen von ihr gewohnt war. Schließlich war sie diejenige, die mich damals gesucht hatte, um mir mitzuteilen, dass sie vom verstorbenen Steve geträumt hatte und er ihr im Traum ans Herz legte, mich zu finden, um mir zu helfen, meiner Berufung als Medium und Heilerin zu folgen.

Sofort rannte ich in mein Zimmer, um meine Töchter anzurufen. Ich sah auf dem Telefon unzählige Telefonversuche meiner kleinen Tochter. Als ich sie anrief, weinte sie ins Telefon und ich verstand nur: »Mami, komm bitte sofort nach Hause, ganz viele Verwandte aus Italien sind bei uns in der Wohnung.« Mein Gott, nach dieser Aussage musste ich erst einmal tief durchatmen. Ich beruhigte sie etwas und bat sie, mir einen von den Verwandten ans Telefon zu geben. Schnell wurde mir klar, was passiert war. Aufgrund eines persönlichen Schicksalschlags waren alle zu uns in die Schweiz geflohen.

Im ersten Moment war ich entschlossen, sofort wieder abzureisen. Da das College aber mitten auf dem Land lag und ich zuerst eine Zugverbindung zu dem Stunden entfernten Flughafen finden musste und natürlich dann noch einen Flug in die Schweiz zurück, entschloss ich mich auf Drängen der Verwandten, zumindest eine Nacht darüber zu schlafen. In dieser Nacht, in der ich mich schlaflos von rechts nach links wälzte, hatte ich eine Erscheinung, sie war zwar kurz, aber sehr intensiv und eindeutig. In der Erscheinung wurde mir sehr deutlich klargemacht, dass ich bitte die ganze Woche im College bleiben solle, da der Lernschritt, den ich hier nach vorne machen würde, mir helfen könnte, mich auf mein neues Leben, das mich ab jetzt zu Hause erwarten würde, vorzubereiten. Bliebe ich immer im Vertrauen auf diesem medialen Pfad, den ich vor einem Jahr betreten hatte, würde ich ihn treu verfolgen, dann bekäme ich eines Tages ein großes Geschenk. Meine Mitmenschen würden dann nämlich großes Vertrauen in mich haben, das wiederum würde mir zu großem Erfolg verhelfen, der mich enorm glücklich machen werde.

Wenn ich an diesen Augenblick denke, holt mich immer dieses emotionale Gefühl ein. Ich lag zum einem völlig außer mir im Bett des Colleges, weil ich wusste, dass ich ab sofort keine monatlichen Zahlungen mehr bekommen würde. Auch hatte ich vor über dreißig Jahren meinen inzwischen völlig veralteten Handelsschulabschluss gemacht und würde als über Fünfzigjährige sicher nicht mehr so leicht eine Arbeit finden und schon gar nicht im Bella Ticino, einer Ferienregion, die auch als Altersresidenz für Pensionäre gedacht war. Zum anderen war ich durch diese Lichterscheinung in meinem Herzensraum berührt und fühlte, dass das mein Weg war, ich wollte Medium und Heilerin werden und Vertrauen haben, dass ich mit meinen Töchtern alles schaffen werde auf dem Wege dorthin. Ich fasste genau in dieser Nacht meinen Entschluss, nach vorn zu sehen und mich von diesem neuen wunderbaren Weg niemals abbringen zu lassen.

So blieb ich damals die ganze Woche in England, stand täglich auf der Bühne und gab Jenseitskontakte den Studenten aus der ganzen Welt. Ich fühlte, wie mir diese Tatsache, dass ich alle Messages so stimmig erzählte, eine wunderbare innere Kraft verlieh.

Wieder zu Hause überfiel mich der Alltag mit seinen traurigen Tatsachen. Alle waren traumatisiert und hatten verweinte Augen. Meine kleine Tochter schmiegte sich an mich und sagte: »Oh, Mami, jetzt wird alles wieder gut.«

Die große Tochter Tatjana besuchte Partys, um durchzutanzen, das war einfach ihre Art alles zu verarbeiten. Ich war froh, dass ihr das half.

Auch wurde meine arme Tatjana einen Monat später in Minusio noch mit einem Selbstmord, der direkt vor unseren Augen passierte, konfrontiert. Zum Glück stand ich neben ihr am Bahnübergang mit geschlossener Barriere. Es war kurz vor 13.30 Uhr und wir wollten zu ihrer Ärztin laufen, anstatt das Auto zu nehmen. Eine Fehlentscheidung, wie sich drei Minuten später herausstellte, denn ein älterer Mann, der sich hinter dem dicken Baumstamm eines riesigen Baumes versteckt hatte, sprang genau dann hervor und über die Barriere, als der Zug ohne Halt an uns vorbeiraste. Sein Körper flog durch den Aufprall durch die Luft und Kopf und Beine fielen getrennt voneinander auf den Boden. Als ich den Aufprall hörte, schloss ich die Augen, denn dieser grässliche Ton erinnerte mich gleich an den Aufprall der Harley, die 2010 meinen Partner Steve, der einen Meter von mir getrennt stand, in den Tod riss. Ich hatte dieses Geräusch ein Jahr lang in meinem Kopf gehabt und war so enorm froh gewesen, als es endlich von einem Tag auf den anderen verschwand.

Leider bekam aber mein lieber Schatz Tatjana alles mit und nicht genug, sie wurde obendrein noch von seinem Blut bespritzt. Sie schrie ohne Ende, bis ein Care-Team, das von der herbeieilenden Polizei geschickt wurde, sie endlich etwas beruhigen konnte. In die Wohnung zurückgekehrt, nahm ich wahr, dass die Seele dieses Mannes mitgekommen war. Es täte ihm so leid, dass er meiner Tochter einen solchen Schock versetzt hatte. Er erklärte mir telepathisch, dass er schon zweimal versucht hatte, sich das Leben zu nehmen, man ihn aber immer gerettet hätte. Nun hatte es endlich geklappt, aber er wusste nicht wohin. Ich schimpfte zuerst in Gedanken mit ihm, weil ich hörte, wie Tatjana in ihrem verschlossenen Zimmer laut schluchzte. Da ich aus Erfahrung wusste, dass ich in diesem Zustand nicht an sie herankommen konnte und auch dieser eben hinübergegangenen Seele irgendwie geholfen werden musste, vor allem, weil ich ihn auf keinen Fall bei mir haben wollte, schloss ich die Augen und betete zu Erzengel Michael. Aus einem Seminar wusste ich, dass er zuständig war in solchen Situationen, die wir gerade erlebt hatten, Klärung zu schaffen. Kaum rief ich ihn in Gedanken an, erfüllte sich der ganze Wohnraum mit einem gleißenden Licht, ich sah diese wunderbare Lichtgestalt mit geschlossenen Augen vor mir, wie er die Seele des Selbstmörders behutsam hinausführte. Nur fünf Minuten später kam meine Tochter ganz beruhigt aus ihrem Zimmer und meinte, das Weinen hätte ihr gutgetan, es ginge ihr sehr viel besser. Ich erzählte ihr erst viel später, wer sie getröstet hatte.

Seit dieser Geschichte ist der Erzengel Michael einer meiner engsten Freunde aus der geistigen Welt. Ich habe ihm so viel zu verdanken, dass mir gleich die Tränen kommen. Wie vielen meiner Kunden oder auch anderen Menschen, die meinen Weg kreuzten, hat er schon Trost und Heilung gebracht, ich kann sie nicht mehr zählen.

Nun, nur ein Jahr nachdem ich in diese schöne Wohnung nach Minusio gezogen war, musste ich mir Gedanken machen und Entschlüsse fassen, die für alle passen sollten. Mich plagte große Unruhe und ich schlief sehr schlecht, denn trotz Vertrauen schlich sich bei mir langsam die Existenzangst ein. So vergesse ich nie das Wochenende im Juni 2012, an dem meine Tochter Isabelle und ich unsere lange geplante Reise nach London doch antraten. Wir hatten bereits seit einem halben Jahr zwei Tickets für ein mehrstündiges Konzert im Wimbledon Stadion in der Schublade liegen. Es dauerte sechs Stunden und wir sangen und klatschten mit 80 000 Zuschauern zusammen. Wir vergaßen komplett die Probleme zu Hause und waren einfach nur glücklich.

Plötzlich hatte ich eine Träne im Auge. Steve war hinter mir in mein Energiefeld gekommen und blieb einen ganzen Song lang mit uns zusammen. Ich hörte ihn mir telepathisch sagen: »Siehst du, Schätzi, genau so solltest du dein Leben leben, im Jetzt und ohne unnötige Sorgen, die noch nicht sind und daher nur kommen könnten, weil du sie in deiner Angst anziehst.« Diese Worte damals nahm ich mir genauso zu Herzen wie die Erscheinung im Arthur Findlay College. Ich hatte einmal mehr das Vertrauen, mich einfach hinzusetzen und zu der göttlichen Quelle zu beten. Ich fragte sie, ob sie mir helfen würde, in der deutschen Schweiz, meiner ursprünglichen Heimat, wieder Fuß fassen zu können, mit der richtigen Wohnung und einem guten Job. Nach zehn Jahren in Rom lebend und weiteren zehn Jahren im Tessin hatte ich überhaupt keine Ahnung, wo ich eine Wohnung suchen sollte. So betete ich wieder und ließ es geschehen, indem ich es losließ.

Ich konnte das bisherige Leben nicht weiterführen und musste und wollte mich neu orientieren. Ich wünsche mir aber ganz innig, dass ich eines Tages so viel Geld verdiene, dass ich ein schönes Haus am Meer kaufen kann.

Einige Tage später rief mich eine Bekannte an, die ich im Jahr zuvor in meinen Türkeiferien kennengelernt hatte. Wir wollten uns aus verschiedenen Gründen endlich mal treffen, und zwar mitten in Zürich. Auf die Frage, ob ich nur für das Treffen nach Zürich komme oder noch anderes zu tun hätte, bemerkte ich nur: »Oh ja, ich möchte gleich noch Wohnungen anschauen gehen, da ich bald in die deutsche Schweiz zurückkehren werde.« Sie lachte und antwortete, welch ein Zufall, ihre Wohnung wird in einem Monat frei, ob ich sie mir vielleicht anschauen will? Natürlich war ich sofort einverstanden und so fuhr ich anstatt nach Zürich in den Kanton Aargau nach Niederwil, ein wirklich kleines Dorf, aber wie ich es liebte inmitten der Natur. Die Wohnung war schön, für mich damals aber zu teuer, im gleichen Haus gab es jedoch eine kleinere und die bezogen meine Tochter Isabelle und ich zwei Monate später.

Als wir eine Woche dort lebten, rief mich der Vater von Steve an und fragte mich, wie es mir gehe. Wir telefonierten alle zwei bis drei Monate miteinander und so erzählte ich ihm, dass wir seit Kurzem in Niederwil im Aargau lebten. Nach einigen Minuten der Ruhe fragte er mich mit erstaunter Stimme: »Aber nicht das Dorf Niederwil neben Mellingen?« »Doch, genau dieses.« Nun hörte ich etwas, was ich nicht gewusst hatte, der Vater meines verstorbenen Lebenspartners war in Mellingen aufgewachsen.

Aber die Geschichte geht noch weiter. Ich hatte bei meiner neuen spirituellen Freundin Sandra in Lugano, die mich ins Arthur Findlay College gebracht hatte, gelernt, Meditationsabende zu geben. So suchte ich auch in Niederwil ein Studio, um weiterhin meine Lichtmeditationen und das anschließende Intuitionstraining anbieten zu können. Ich erzählte meiner Bekannten davon, die mich in dieses Dorf, das ich vorher noch nie gesehen hatte, gebracht hat, und sie versprach mir, sich zu erkundigen. Am Nachmittag musste sie zu einer anderen Nagelfrau, da ihre in den Ferien war. Tanja hörte dabei das erste Mal, dass ich seit Kurzem in Niederwil lebe und ein Studio suche. Sie ließ mir lächelnd ausrichten, dass ich ihr Studio wann immer ich wolle, anschauen kommen könne.

Als ich am nächsten Tag dieses sehr schöne Studio namens Tanjas Hair and Nail Oase betrat, hatte ich vom Gefühl her etwa die gleiche wunderschöne und unvergessliche Begegnung wie ungefähr zwei Jahre vorher mit Sandra in Lugano. Tanja umarmte mich und führte mich an einem großen Bild vorbei, das sie mit meinem Lebenspartner Steve zeigte, entstanden auf einem seiner Konzerte. Beim Kaffee sitzend erzählte sie mir dann ganz authentisch, wie Tanja einfach ist, dass sie schon seit zwei Jahren ihrer ganzen Familie erzähle, dass ich eines Tages bei ihr im Geschäft auftauchen werde. Auf meine Frage, wieso sie das wisse, erklärte sie mir, dass sie seit ihrer Kindheit sehr hellsichtig sei. Sie hatte gewusst, dass Steve nicht lebend aus Amerika zurückkommen werde. Eigentlich wollte sie uns einen Brief schreiben, um uns von der Reise abzuhalten, getraute sich aber nicht, weil man sie schon ihr ganzes Leben lang immer wieder mal auslachte oder nicht ernst nahm. Kaum war Steve aber gestorben, erschien er ihr immer wieder. Auch um ihr ihre Schuldgefühle zu nehmen, da es in seinem Lebensplan geschrieben war, so jung wieder hinüberzugehen. So fragte sie ihn eines Tages: »Warum kommst du immer wieder zu mir? Was habe ich für ein Privileg als Fan von dir?« Da antwortete er ihr: »Bald wirst du den Grund erkennen und ich freue mich schon sehr darauf«, lächelte und verschwand. Es gab immer wieder Momente auf meinem spirituellen Weg, in denen ich mit riesig großen Augen aufblickte, dies war so ein Moment.

Als dann ihre kleinere Tochter von der Schule kam und mich sah, langte sie an meinen Arm und fragte: »Mami, ist das jetzt diese Frau, von der du immer erzählt hast?« So hatte ich also durch mein Gebet eine schöne Wohnung und ein wunderschönes Studio zum Meditieren gefunden. Mittlerweile gebe ich seit fünf Jahren dort meine Meditationsabende, und das, obwohl ich schon längst nicht mehr dort wohne. Ich bin überzeugt, dass du weißt, wovon ich spreche, wenn ich von Seelenverwandten rede. Sandra und Tanja sind für mich zwei Seelenverbundene, geschickt von meiner großen Liebe Steve.

Bald gingen meine Ersparnisse dem Ende zu und ich musste mich wirklich um Arbeit bemühen. Ich hatte in meinem Safe noch relativ viel Schmuck, den ich schon seit Jahren nicht mehr trug. Eines Nachts träumte ich von meinem Schmuck, wie ich einen großen Teil davon in Zürich in ein Auktionshaus brachte und genug Geld dafür bekam, damit ich mich weiterhin meinem medialen Studium und mittlerweile auch der Heilerausbildung widmen konnte. Am nächsten Tag rief ich Frau Süessli an, die Chefin der Schmuckabteilung in der renommierten Galerie Koller. Ich hatte sie Jahre vorher im Tessin kennengelernt und sie kam mir nach dem Traum einfach wieder in meinen Sinn. Wir verabredeten uns für eine Schmuckbesichtigung bei Koller und ich durfte 90 Prozent meines Schmuckes für die kommende Auktion bei ihnen lassen. Auch fragte ich sie, ob sie vielleicht einen Job für mich hätten. Inzwischen arbeite ich schon seit vier Jahren als Schmuck-Präsentantin bei den jeweiligen Auktionen, die alle drei Monate stattfinden. Zuerst arbeitete ich auch noch hinter den Kulissen von Koller bei der Katalogbearbeitung, aber nachdem ich noch einen weiteren Job als private Assistentin eines ehemaligen Anwalts annahm, bei dem ich mittlerweile auch schon mehrere Jahre arbeite und seine ganzen privaten Büroarbeiten erledige, musste ich mich bei Koller auf die Arbeit an den Auktionen beschränken.

Mein Schmuck verkaufte sich so gut, dass ich wieder Luft zum Atmen hatte und vor allem wieder freie Zeit für mein Studium. Warum erzähle ich das alles so ausführlich? Einfach um dir zu zeigen, dass wir wirklich von da oben begleitet werden. Es wird uns geholfen, wann immer wir es nötig haben. Es ist nur so, dass unsere »Engel«, die uns eigentlich 24 Stunden zur Verfügung stehen, uns nicht von sich aus helfen dürfen, denn es gibt auch drüben im Jenseits ein Gesetz, nämlich dass wir alle unseren Lebensplan haben und dazu unseren freien Willen, wie wir wann entscheiden. Nehmen wir uns daher vor, die göttliche Quelle um etwas zu bitten, dann ist das in unserem Willen geschehen und sie dürfen uns unterstützen. Wenn man anfängt, in seine eigene Stille zu gehen, dann öffnen sich in uns Pforten, die uns die göttliche Quelle und ihre Helfer spüren lassen. Spürt man in der Meditation diese göttliche Energie oder sieht man sie auch vor dem inneren Auge als Lichtstrahl, macht es die Verbindung und Konversation natürlich um einiges einfacher. Wir Menschen wollen zum großen Teil etwas sehen können, um es zu verstehen.

Als ich also für uns eine tolle Wohnung fand, genug Arbeit hatte zum Leben und auch unzählige Wochenendseminare hinter mir lagen, fand ich, langsam, nach ungefähr vier Jahren, dürfe nun auch wieder eine Beziehung Platz in meinem Herzen haben. Ich betete für diesen Wunsch ebenfalls zu der Quelle mit allen meinen Vorstellungen, nämlich unbedingt einen sportlichen, gesunden Mann zu treffen, etwas älter als ich, der mir Geborgenheit und eine gewisse Sicherheit gab. Der mich verwöhnt, möglichst ein schönes großes Haus besitzt oder noch besser dazu ein großes Boot, damit ich endlich wieder mal nach Jahren des Alleinseins das Leben mehr genießen könnte. Ich lernte genau solche Männer kennen, sie hatten alle das Materielle, das ich mir so wünschte, aber im Herzen blieb ich auf der Strecke. Es konnte mir keiner dieser drei Männer, die ich nacheinander kennenlernte, eine Beziehung auf Herzensebene bieten. Entweder sollte ich den Status als Geliebte eingehen oder Beziehungsunfähigkeit überschattete die

Liebe. Egal was auf mich zukam, es fühlte sich nicht schön und liebevoll an. Ich wusste innerlich bald, dass ich meinen Wunschplan umprogrammieren musste, sonst würde das im gleichen Stil so weitergehen und mir Zeit und vor allem viel weitere Energie rauben ohne Ende.

So kam der Tag der Tage, an dem ich mich resignierend hinsetzte und wieder mal im Gebet versank. Ich wollte die Quelle bitten, mir einen Mann zu senden, der einfach zu mir passte und meinen spirituellen Weg akzeptierte, indem er mich das machen ließ, was ich machen möchte und mir in keiner Weise im Weg stand. Aber vor allem sollte er mich wirklich lieben. Es vergingen nur zwei Wochen und ich lernte diesen Mann kennen. Er hatte wunderschöne blaue Augen und sprach meine Sprache, »die Sprache der Liebe«. Ich blendete eventuelle Bedenken aus, die sich in meiner Intuition ab und an bemerkbar machten, und ließ meinem Herzen einfach freien Lauf.

Erst nach einigen Monaten merkte ich, dass dieser Mann einiges mitbrachte, was ich mir in der Vergangenheit keinesfalls gewünscht hätte, und dazu kam noch, dass er ein starker Raucher war, was sich am Anfang nicht zeigte, da er vor mir fast nie rauchte. Ich bekam eine Krise nach der anderen, aber diese Liebe, die er mir entgegenbrachte, siegte immer wieder, und zwar hauptsächlich deswegen, weil er mir auch meine Freiheit ließ, meine Spiritualität zu leben, indem er mich einfach so annahm, wie ich bin. Dafür und für meine neue Erkenntnis bin ich ihm unendlich dankbar. Ich begriff nämlich damals durch seine Art wie er lebte und handelte immer mehr, dass wir Menschen genau das in unser Leben ziehen, was wir gerade brauchen, um daraus zu lernen.

Der dadurch entstandene Lernprozess lässt uns reifer werden, denn im Endeffekt ist es nicht die Liebe eines anderen Menschen, die uns wirklich glücklich macht, sondern unsere eigene Liebe, wie wir uns behandeln und wie wir uns von jemand anderem behandeln lassen. Wenn man es noch genauer betrachtet, so stellt sich jeder Mensch, der uns im Leben begegnet, als eine Art Werkzeug zur Verfügung, damit wir dank ihm/ihr Erfahrungen machen dürfen. So sollten wir eigentlich jedem konfliktbehafteten Menschen dankbar sein, dass er uns diese Konflikte alle aufzeigt und wir dann aus dieser Erfahrung heraus wissen, wie sich dieses Thema anfühlt, und wir es somit nicht mehr brauchen. Aber wir werden es so lange immer wieder auch unbewusst in unser Leben ziehen, bis wir dieses Thema wirklich begriffen haben, um es nicht mehr erfahren zu müssen. Erst dann sind wir einen wichtigen Wachstumsschritt weiter und können es endgültig aus unserem Leben entfernen.

Jeder sollte erkennen, dass wir Menschen alle eine Art Magnet in unserem Herzen haben. Dieser Magnet zieht die Menschen an, die wir durch Ursachen zum Wirken an uns heranziehen. Dadurch, dass ich die oben stehenden Begegnungen erlebt hatte, befasste ich mich ganz intensiv damit, herauszufinden, warum man in gewissen Momenten einen bestimmten Typ Mensch wie magisch anzieht, während ein anderer, der einen viel solideren beziehungsfähigeren Eindruck auf einen machen könnte, einen in keinster Weise berührt. Es faszinierte mich sehr, das herauszufinden, denn es ist ja ein alltägliches sehr wichtiges Thema, das jeder Mensch auf seine Art und Weise in seinem Leben irgendwann einmal durchgemacht hat. Indem ich dafür betete, wie ich das jeweils tat, war auch dieser Wunsch in meinem Energiefeld vorhanden. Aber da ich mir kaum vorstellen kann, dass die göttliche Quelle uns extra jemanden schickt, damit wir leiden, konnten die Gründe für unruhige, aber selbst herangezogene Freundschaften nur zwei sein: Entweder hatten wir mit dieser »Bekanntschaft« ein noch bestehendes Karma aufzulösen oder wir sollten daraus so viel lernen, dass wir in Zukunft mit mehr Reife den richtigen Partner, zum Beispiel den Solideren, erkannten und sich endlich von ihm energetisch berühren ließen. Ein schwieriges Thema, dem man sich aber irgendwann einmal stellen muss, auch durch die gemachten Erfahrungen.

Ich möchte nicht für andere behaupten, dass es wichtiger sei, zuerst die eigene Liebe und Kraft zu sich zu finden, zum Bespiel mit dem richtigen Beruf, der einem ein Glücksgefühl beschert, wenn man zur Arbeit fährt. Oder mit viel Zeit für sich und den eigenen Körper, sodass man jederzeit machen kann, was man möchte, in eine Kur fahren zu dürfen zum Beispiel, ohne auf jemanden Rücksicht nehmen zu müssen, oder ein schönes Buch zu Ende zu lesen, ohne das Gefühl zu haben, dem anderen sei langweilig dabei. Ich kann hier nur mitteilen, dass ich das alles tat und dieser wichtige Teil meines freien Lebens zum Prozess meiner Selbstheilung gehörte.

Seit 2014 reise ich alljährlich im Mai zu einem großen internationalen Medien-Treffen auf Ibiza, wo wir in einer mittlerweile familiären Gruppe zusammensitzen und medial arbeiten. Ich kann mir diese Treffen nicht mehr wegdenken, da sie mir so viele weitere spirituelle Erkenntnisse und Heilung gebracht haben. Ich durfte dort auch das inzwischen weltweite Trance- und Heil-Medium Kai Mügge und seine Frau Julia kennenlernen. Bei Kai besuchte ich einige Workshops und Ausbildungsmodule mit Tranceübungen, dank derer ich heute noch fähiger bin, mich mit der Seele meiner mir unbekannten Kunden schon vor ihrem Kommen in Verbindung zu setzen und ein leeres Blatt über ihre vergangenen Erfahrungen, Themen und Fähigkeiten vollzuschreiben. Ich gehe dabei in vollem Vertrauen in meine innere Stille und lese vor meinem inneren Auge von der Akasha-Chronik ab, die ich später noch näher beschreiben werde, welchen Seelenplan der oder die Kundin leben könnte, wenn sie natürlich mit dem freien Willen dazu bereit ist. Es war noch nie in meinen letzten Jahren, seit ich Privatsitzungen gebe, ein Blatt falsch beschrieben. Höchstens mal die eine oder andere Kleinigkeit von mir falsch interpretiert.

Ich habe mich seit dem Abend im Jahr 2012 im Arthur Findlay College, als ich der Lichterscheinung mental meine Hand reichte, nie von meinem Weg zu meiner Berufung abgewandt und bin immer konsequent im innigen Vertrauen zu meinem höheren Selbst vorwärtsgeschritten. Ich erkenne darin dieses große Geschenk, das ich heute an die Mitmenschen weitergeben darf und ihnen bei ihrer Erkenntnis zur inneren Heilung beratend und heilend zur Seite stehen kann.

Ich möchte dir später noch einige Meditationsübungen beschreiben, mit denen du in deine Selbstheilung gelangen kannst und in dir aufräumst beziehungsweise dein Leben aufräumst. Aber bevor ich zu den Meditationsübungen komme, noch ein paar Hintergrundinformationen.

Unsere nicht sichtbaren Körper

Der physische Körper

Wenn wir uns (nur) mit unserem physischen Körper befassen, werden wir nie die Höhen des Lichts erreichen, nach denen wir streben, aber wenn wir ihn vernachlässigen, ist es noch unmöglicher, das Licht zu erreichen. Der Körper ist unserer Seele Werkzeug, der verbessert, verfeinert, geschult, trainiert und in eine solche »Hülle« geformt werden sollte, dass er bestmöglich geeignet ist, auf der physischen Ebene das Werkzeug für die höchsten Zwecke der Menschheit zu werden. Daher möchte ich dich hier ermutigen, auf dich zu achten, denn alles, was negativ für deinen Körper ist – falsche Ernährung, Rauschmittel, negatives Denken und Handeln etc. –, wirkt sich auch negativ, somit krankmachend und daher schwächend auf dein Werkzeug aus.

Unser normal gesunder Körper bietet keinen Boden, in dem Krankheitsmikroben keimen können. Durch unser geistiges Wollen wird sich unser physischer Körper innerhalb kurzer Zeit jeder Form reiner und nahrhafter Kost anpassen. Gerade weil unser Körper ein automatisches

Geschöpf ist, wird er bald aufhören, nach Dingen zu verlangen, die ihm plötzlich vorenthalten werden. Er kann sogar eine Abneigung gegen vorherige schlechte Lebensgewohnheiten empfinden. In dieser bewussten Reinigung des äußeren Körpers liegt ein wesentlicher Teil der Vorbereitung auf die geistige und spirituelle Praxis.

Ich wage zu behaupten, dass meine Wahrnehmungen sich um das Doppelte verbessert haben, nachdem ich anfing, Ayurveda-Entgiftungskuren zu machen. Ich bekam dabei ein größeres Verständnis für meine Leber und meinen Darm, die ja beide überlebenswichtige Arbeiten für uns tätigen. So wurde mir immer schneller bewusst, wann ich wieder an meiner Grenze angekommen war, um in die Reinigung zu gehen, und dann war das Gefühl wieder unsagbar wohltuend. Ging ich nach einer Reinigung in die Meditation, so erlebte ich richtiges Kopfkino mit wunderschönen Bildern und Ereignissen in meiner inneren Welt, die von meinem Ätherkörper beschert respektive herbeigeführt wurden.

Der Ätherkörper

Äther ist eine Materie um dich herum, die nicht jeder Mensch mit bloßem Auge erfassen kann. Aber viel wichtiger ist es, ihn im Gefühl wahrzunehmen. Dieser ätherische Doppelgänger deines physischen Körpers umgibt dich wie eine zweite Haut. Dem geschulten Auge ist er meist als violettgrau, mit grober oder feiner Struktur sichtbar. Genau dieser Körper, so spürte ich bald beim Meditieren, verbindet uns mit der Erdmagnetkraft, die uns im Außen verloren gegangen ist. Durch den Ätherkörper läuft die Lebenskraft (PRANA) an den Nerven des Körpers entlang. PRANA ist der Lebensatem, die Lebensenergie, zusammengefasst die aktive Energie der göttlichen Quelle. Daher ist es auch enorm wichtig, dass man viel in der Natur spazieren geht und tief die reine Luft einatmet.

Yoga mit seinen speziellen Atemtechniken ist genauso erholsam und nervenstärkend. Mittlerweile weiß ich, nehme ich mir die Zeit und Muße tiefe Atemzüge zu tätigen, kann ich in den tiefsten Ebenen meines Seins meditieren und so sehr schnell und authentisch übersinnliche Dinge wahrnehmen, selbst solche, die sich schon im astralen Bereich befinden.

Der Astralkörper

Beim Astralkörper handelt es sich aus hellseherischer Sicht um die sichtbare Aura, die ebenfalls wie ein Doppelgänger den physischen Körper umhüllt. Sie kann in den unterschiedlichsten Farben leuchten oder eben auch nicht. Anhand der verschiedenen Aurafarben kann ein Hellseher die Gefühlsstimmungen des Gegenübers wahrnehmen, denn die Aura besitzt einen höheren Feinheitsgrad als Äther. So wirkt sie als Brücke oder Übertragungsmedium zwischen dem physischen Hirn und dem Geist, der seinerseits noch in einem höheren Träger, dem Mentalkörper, zu finden ist.

Jedes Lebewesen besitzt einen Astralkörper, aber nur wenige wissen davon oder können ihn beherrschen und voll in ihm wirken. Die Astralwelt oder -ebene ist eine bestimmte Region des Universums, die die physische Ebene umgibt und durchdringt. Diese astrale Materie bietet sozusagen die Matrix respektive dient als Träger für das Leben im Hier und Jetzt, das alles beseelt und alle Lebenskräfte speist. Ohne das stetige Wirken durch unseren Astralkörper würde es keine Verbindung zwischen der äußeren Welt und dem Verstand des Menschen geben. Der Eindruck wird zu einer Empfindung im Astralkörper und wird somit vom Verstand wahrgenommen. Deswegen kann man ihn ebenfalls als Werkzeug ansehen, als eine feine Hülle, in dem der Mensch (seine Seele) sich betätigt und durch den er sein gröberes sichtbares Werkzeug, seinen physischen Körper erreicht und von diesem auch erreicht wird.

Ein wohlgeformter Astralkörper ist das Kennzeichen eines Menschen, der bereits eine hohe Stufe des spirituellen Wachstums oder der Bewusstseinserweiterung erreicht hat. Aus der Bestimmtheit seiner Konturen und dem Leuchten seines Materials kann man auf die Stufe der Entwicklung schließen, die eine Seele erreicht hat.

Der Astralkörper wird vollkommener durch die Reinigung des physischen Körpers und die Entwicklung des Geistes und Intellekts. Deswegen sei dir bewusst, dass unsere Astralmaterie pausenlos teilnimmt an unseren Gedanken, deren Eindrücken und unserem gesamten Handeln.

Einen leuchtenden, glücklichen und bewusstseinserweiternden Zustand kann wirklich jede einzelne Menschenseele erreichen. Ich werde dir in den nächsten Kapiteln die Möglichkeiten dazu noch beschreiben. Es ist wie eine Schulung mit eigener Zeit und Willensdynamik. Du wirst als Schüler auf diesem wunderbaren Weg erkennen, wie sich deine Sinnesschwingungen erhöhen, du wirst schärfer sehen, deine Wahrnehmung wird erwachen und du wirst auf eine für dich zuerst ungewohnte, aber wundervolle Weise anfangen zu reagieren, wie du es dir in den Tagen der Blindheit und Stumpfheit nicht vorstellen konntest. Wie ein Kind, das lernt zu schreiben und plötzlich das Geschriebene auch noch lesen kann. In dir werden Kenntnisse und Fähigkeiten erwachen, von denen du nicht einmal geträumt hast.

Du kannst es auch so sehen, dass dein Astralkörper, als du noch einen geringeren Entwicklungstand hattest, wie unbrauchbar an dir hing, denn es fehlte ihm eine bestimmte Lebendigkeit. Er schwebte träge und unentwickelt über der (noch) schlafenden physischen Gestalt, du. Früher oder später muss jeder von uns mit dieser Reinigungsarbeit anfangen, aber der Gewinn danach ist so enorm positiv, dass man wirklich die Tage bereut, die man nicht schon vorher angefangen hat.

Angst

Angst ist ein sehr starkes Lebensthema, deshalb möchte ich dem hier ein Kapitel widmen. An Angst ist absolut nichts Positives zu finden, sie ist das Gegenteil von Liebe. Jeder von uns hat Ängste. Wir leben mit ihnen. Als noch nicht gereinigter Mensch (Seele) innen und außen richtest du dich zumeist regelrecht nach deinen Ängsten, sie begleiten dich überallhin. Aber es gibt natürlich einen plausiblen Grund dafür, wir leben im dualen Universum und somit ist das Hauptmerkmal der Angst ein Bestandteil unseres Seelenmusters, eben ein wichtiger und notwendiger Faktor unserer seelischen Entfaltung und Entwicklung.

Wie viele Menschen hört man doch über sich erzählen: Ja, wenn ich diesen oder jenen traurigen Schicksalsschlag nicht erlebt hätte, wüsste ich nicht, wie stark ich eigentlich bin und dass ich daraus unglaublich viel lernen durfte. Vielen geht es ähnlich wie mir, die ich aus der Angst in die Liebe und Vertrauen fand.

Grundängste

Die sieben Hauptmerkmale der Angst heißen: Selbstverleugnung, Selbstsabotage, Märtyrertum, Starrsinn, Gier, Hochmut und Ungeduld. Sie überschatten oder, noch besser gesagt, verbergen unsere sieben Grundängste: die Angst vor Unzulänglichkeit, Lebendigkeit, Wertlosigkeit, Unberechenbarkeit, Mangel, Verletzung und Versäumnis. Seien wir ehrlich, diese Grundängste kennt jeder von uns, vielleicht das eine oder andere Thema auch nur in einer abgemilderten Form, dafür in einer bewussten Gestalt. Wer eine von den Grundängsten zu seinem Hauptmerkmal (als Bestandteil seines Seelenmusters) gewählt hat, erfährt diese Grundangst als Dominante im täglichen Leben. Das bedeutet, dass er regelrecht von ihr beherrscht wird, natürlich auf unbewusster Ebene.

Ich möchte darauf hinweisen, dass es sich bei solchen Ängsten um eine falsche Tugend handelt, denn wahre Tugend kann niemals in Angst wurzeln. Tugend im eigentlichen Sinn ist ein Ausdruck von Liebe. Ich glaube fest daran, dass, wenn eine Seele (wir) sich auf eine Inkarnation (Leben) vorbereitet, sie sich vorher entscheidet, welches der Grundängste sie in ihrem Leben erfahren will, um sich damit auseinanderzusetzen und somit an Seelenerfahrung zu reifen. Aber danach sollte man sich bewusst aus diesen Zuständen lösen. Bereits wenn wir als Baby gezeugt werden, beginnt sich das Hauptmerkmal mit der in ihm verborgenen Grundangst heranzubilden. Die Geburt stellt einen ersten Anlass ihrer Verstärkung dar. Im Lauf der ersten Lebensjahre wird die Seele des Kindes wie von selbst eine Reihe von Umständen kreieren und erleiden, die zu einer traumatischen Fixierung der Grundangst führen. Die gewählte Grundangst ist wie das Wurzelwerk eines großen Baumes. Alle anderen Ängste oder Befürchtungen bilden seine Äste und Zweige. Und so wie man die Baumwurzeln nicht mit bloßem Auge sehen kann, so ist auch die Grundangst unserem Bewusstsein weitgehend entzogen.

Deine Grundangst

Wenn du nun beginnen möchtest, dich mit deiner Angst oder deinen Ängsten zu befassen, die ja, ist man sich ihrer bewusst und an Seelenerfahrung gereift, nur noch störend auf die Liebesfähigkeit und Bewusstheit wirkt, fast wie ein schwerer Mantel, dann tust du gut daran, die Baumwurzeln behutsam freizulegen. Dann wirst du feststellen, dass kein Mensch, weder du, noch deine Eltern, noch diejenigen, die dir bisher wehtaten, schuld sind an deinen Ängsten, sondern dass es deine Seele war, die das alles brauchte, um geistig zu wachsen. Mit dieser Selbsterkenntnis wirst du in deine Selbstliebe kommen, und dann, mein liebes Seelenkind, werden dir die Tränen der Rührung über die Wangen rinnen, wie es gerade bei mir passiert, während ich das hier niederschreibe.

Dann wirst auch du die Ängste anderer Menschen nicht mehr störend empfinden, weil du alles mit den Augen der Liebe siehst und die Leichtigkeit, die dich langsam, aber stetig umhüllt, noch mehr annimmst. Und weißt du, was dann passiert? Wenn du so sehr in deiner Eigenliebe bist, kannst du zusehen, wie Bosheiten oder sonstige Verleumdungen gegen dich oder deine Liebsten wirkungslos verpuffen. Sie haben deine Energie nicht mehr zum Wirken, sie verfließen in deinem Licht. Natürlich ist das ein längerer Prozess, der nicht von heute auf morgen passiert. Aber mit täglichem Bewusstheitstraining, wie Meditation, Yoga oder beidem, kannst du nicht am Wege deiner Ängste vorbeigehen. Beide Trainingswege sind ja Mittel, in deine Seelenmitte zu finden.

Folgende Trainingswege beschreitet man, wenn man sich allem stellt: Wie gehe ich mit meinem Körper (Werkzeug) um (Ernährung, kein Stress und Gelassenheit etc.)? Wie bin ich sonst zu mir, meinem Herzen (Freude, Leichtigkeit, Eigenliebe)? Am besten wäre es natürlich, wenn man an dem Punkt angelangt ist, eine Reise in ein spirituelles Land zu machen.

Meine erste Reise nach Indien

Ich betete am Abend vor dem Schlafen zu der göttlichen Quelle, dass man mir den für mich richtigen Ort aufzeigen möge, der mir bei der Erkenntnis zu meiner Reinigung des Körpers und Geistes behilflich sei. Drei Tage später lernte ich meine neue Seelenfamilie kennen. Es war bei einem Tagesseminar in Zürich, im Volkshaus. Das berühmte Medium James van Praagh stellte dort seine wunderschöne Arbeit als Medium vor. Ich kam in letzter Minute in den vollen Saal mit 800 Teilnehmern. Da stand ich, bereits überlegend, ob ich wieder gehen solle, weil ich nicht wusste, wohin ich mich setzen könnte. Ich betete in Gedanken, dass man mir doch den richtigen Platz zeigen solle, da spürte ich schon den Drang, nach links und dann ziemlich nach vorn zu gehen, wo es tatsächlich noch einen freien Stuhl gab. Ich setzte mich lächelnd hin und wurde ebenso lächelnd von zwei Frauen empfangen.

Kaum saß ich, spürte ich auch schon die Anwesenheit des verstorbenen Vaters der Frau neben mir. Er sagte mir sogar: »Ich heiße Hans, sage es doch bitte deinen Nachbarn, dass ich bei ihnen bin.« Super, da kam ich zu spät und störte schon deswegen, nun sollte ich dieser mir völlig unbekannten Frau auch noch sagen, dass der Geist ihres Vaters hinter ihr und der anderen Frau stehe, weil Hans ja in der Mehrzahl geredet hatte. Ich stritt mit ihm in Gedanken, aber er blieb hartnäckig, so nahm ich mir mein Herz auf die Zunge und stellte mich in der Pause vor. »Ich bin Brigitte und es freut mich sehr, dass ich neben euch einen Platz gefunden habe.« Beide Frauen waren sehr sympathisch, so sagte ich auch gleich: »Entschuldigung, aber Hans ist schon die ganze Zeit da und er will unbedingt, dass ihr das wisst.« Nun lachte die Jüngere und sagte: »Mami, hast du gehört, der Papi ist da«, und zu mir gewandt: »Typisch, er war auch zu Lebzeiten immer so hartnäckig.« Die Mutter meinte daraufhin: »Brigitte, wie habe ich mir gewünscht, dass Hans sich von da drüben mal meldet, danke, danke, danke.«

Ich war gerührt und wir hatten einen absolut unvergesslichen ersten Tag miteinander. In der Zwischenzeit sind schon ein paar Jahre vergangen. Monika und ihre Mutter reisen jedes Jahr nach Südindien (Kerala) unter anderem zu einer Ayurveda-Kur. Sie führten mich in die Philosophie von Ayurveda ein und zeigten mir, dass man bei dieser Kur nicht nur schön abnehmen kann, sondern sich auch gleich entgiftet und, was auf mich einen tiefen Eindruck machte, man gleich noch seine Sinne (das dritte Auge) mehr öffne, weil man so rein sei. Ich glaube, du weißt schon, was jetzt kommt, natürlich plante ich sofort meine nächste Reise und wie sollte es auch anders sein, verbunden mit einer ersten Ayurveda-Kur. Mit meiner Tochter Tatjana machte ich mich im April 2015 auf den Weg nach Cochin im südlichen Staat Kerala und verbrachte dort eine unvergesslich schöne Zeit mit unserer allerersten Ayurveda-Kur.

Anschließend fuhren wir mit dem Zug zum Südzipfel Indiens. Eine Reise, die fast nie mehr enden wollte. Damit die Zeit doch noch verging, suchten wir alles an Zeitungen, was herumlag, und blätterten sämtliche englisch und indisch geschriebenen Zeitschriften und Zeitungen durch. Als wir auf einen Artikel über die besten Palmblattbibliotheken stießen, wurde ich im Herzen berührt. Ich riss den Artikel heraus und sagte zu meiner Tochter, die mich mittlerweile kennt, dass ich zu Hause sofort mehr darüber erfahren müsse, da es mich tief berührt hat.

Kaum in der Schweiz zurück, fand ich sofort heraus, dass es sich dabei um ein Seelenreading handelt, bei dem ein indischer Guru den Menschen aus der ganzen Welt, die zu ihm kamen, von einem Palmblatt, das genau auf diesen Menschen abgestimmt war, sein Leben vorlas. Anscheinend zog das Palmblatt geistig den jeweiligen Menschen an, für den es geschrieben war, sich auf die Reise zu machen, um in der richtigen Bibliothek mehr über sich zu erfahren, sogar nach Wunsch auch den Todestag.

Meine Erfahrung mit diesem Land und seinen Angeboten sind wie eine Liebeserklärung. Ich möchte diese Erfahrung absolut nicht missen. Jetzt doch noch einmal kurz zur Angst zurück, eines der wichtigsten Lebensthemen. Hast du inzwischen begriffen, dass wir sie zum einen Teil im Leben brauchen, aber zum anderen Teil, nach Gebrauch und Gewissheit, wieder loswerden müssen? Unbedingt, es ist wirklich ein Muss, dieses Wort gebrauche ich selten, aber hier passt es. Die Angst loswerden bedeutet, ich wiederhole es hier extra noch einmal, den Weg in die absolute Selbstliebe und somit Befreiung.

Die Chakren

Ich möchte hier nur kurz auf die Chakren eingehen, da sie für das weitere Verständnis wichtig sind. Wen es näher interessiert, findet genügend Material. Zuerst möchte ich dir das Wort Chakra näher erklären, bevor wir kurz in dessen Bedeutung gehen. Chakra kommt aus dem Sanskrit und heißt übersetzt: das Rad des Lebens und des Todes oder das Schicksalsrad. Auch das Drehen des Rades der Gesetze. So wird es für dich verständlich, dass es beim Wort Chakren um radförmige Wirbel geht, die sich an der Oberfläche des Ätherkörpers des Menschen befinden.

Jeder hellsichtige Mensch vermag diese zu erkennen. Bei Durchschnittsmenschen, die unbewusst durchs Leben gehen und ihren Alltag monoton oder in Krankheit erleben, sind sie noch unterentwickelt, sie gleichen kleinen Kreisen, die dumpf erglühen. Sobald sie erweckt werden durch Meditieren, geistiges Heilen und Bewusstseinserweiterung, werden sie jedoch strahlende funkelnde Strudel, die an Größe zunehmen und winzigen Sonnen gleichen. Das ist eine weitere Erklärung für den strahlenden Menschen, der einen Raum erhellen kann mit seinem

Licht. Der Ätherkörper befindet sich ja nahe um den physischen Körper herum. In jedes Chakra fließt göttliche Energie, dieses schwingt und sendet wellenförmige kreisende Bewegungen aus.

Die sieben Hauptchakren und ihre Merkmale

Nun haben wir unzählige Chakren an und um uns herum, aber wichtig sind vor allem unsere sieben Hauptchakren. Diese sieben Chakren sind die sieben Ebenen unseres Bewusstseins, sie stellen die verbindenden Energiezentren zwischen dem physischen Körper und dem Astralkörper dar. Sie sind alle durch Energiekanäle verbunden, der sogenannten Kundalinikraft, die an deiner Wirbelsäule entlang hochsteigt, und genau diese Kraft wird in der Meditation aktiviert. Merkmale der sieben Hauptchakren:

1. Das Wurzel- und Basischakra liegt zwischen dem Anus und den Genitalien am unteren Ende der Wirbelsäule, hat die Aurafarbe Rot und steht für Überleben, Instinkte, Urvertrauen, Stabilität und Durchsetzungsfähigkeit. Element: Erde.
2. Das Sakral- und Sexualchakra liegt etwas unterhalb des Bauchnabels, mit der Aurafarbe Orange und steht für Sexualität, Gefühle, Kreativität, Begeisterungsfähigkeit und Erotik. Element: Wasser.
3. Zwei Fingerbreit oberhalb des Bauchnabels befindet sich das Solarplexuschakra. Es hat die Aurafarbe Gelb

und steht für Wille, Macht, Persönlichkeit, Weisheit, Verarbeitung der Erlebnisse und Gefühle. Element: Feuer.

4. Das Herzchakra in der Mitte der Brust hat die Aurafarbe Grün und steht für Beziehung, Liebe, Mitgefühl, Herzenswärme und Heilung. Element: Luft.
5. Das Hals- und Kehlkopfchakra hat die Aurafarbe Hellblau, liegt zwischen Halsgrube und Kehlkopf und steht für Ausdruck, Kommunikation, Inspiration und Offenheit. Element: Äther.
6. Das Stirnchakra oder dritte Auge liegt zwischen den Augenbrauen, hat die Aurafarbe Dunkelblau und steht für Wahrnehmung, Intuition, Erkenntnis und Willenskraft. Element: Geist.
7. Das Kronen- und Scheitelchakra liegt auf dem Kopf, hat die Aurafarbe Violett und steht für Spiritualität, Bewusstheit, universelles Bewusstsein, höchste Erkenntnis. Element: Universum.

Reinigungsübung

Man kann diese wichtigen Chakren immer mal wieder reinigen und sich ihrer bewusst werden. Am besten geht das in einer Meditation, indem man in die Stille geht, jedes einzelne Chakra mental zuerst reinigt, um es dann mit heilender Lichtenergie aufzufüllen.

Auch sollte man des Öfteren als Hausaufgabe das Stirnchakra leeren, indem man in die Stille geht, um dann mit der eigenen Vorstellungskraft die Gedanken wie Wolken wegziehen zu lassen. So kannst du dein Stirnchakra von allem Gedankenmüll befreien und es mit Lichtenergie auffüllen. Diese mental sehr wichtige Arbeit beschert dir eine viel stärkere Intuition und Hellsichtigkeit, denn alle Visionen und andere übersinnlichen Nachrichten kommen aus einem aktivierten Stirnchakra. Wenn man also hört, dass wir hier im Westen viel weniger nach unserem Bauchgefühl leben, weil unser Geist von zu vielen Reizen überflutet sei, bedeutet das nur, dass unser Stirnchakra durch Gedanken und andere Ablenkungen blockiert ist. Dieses alte Naturtalent kann man unwahrscheinlich schnell durch die richtigen Übungen wiedererwecken.

Das achte Chakra

Es gibt noch ein weiteres wichtiges Chakra oberhalb unseres Kopfes, das achte Chakra, es ist das göttliche Rad, das direkt mit der Akasha-Chronik verbunden ist. In der Akasha-Chronik steht unser gesamtes Dasein beschrieben. Das ist der Eintritt in das geistige Sein. Die Endauflösung dieser jetzigen Inkarnation und das Eintauchen in die Harmonie der geistigen Welt (das Jenseits), unseren Platz wieder dort einnehmend, wobei sich das Ego vollends auflöst.

Mit der geistigen Welt befasste ich mich unmittelbar nach dem Unfalltod meiner großen Liebe. Ich sah damals ein leuchtendes Kügelchen aus seinem Kopf herausfliegen und obwohl es sehr klein war, konnte ich es unwahrscheinlich stark fühlen. Es war genau dieses achte Chakra, das alle anderen sieben Hauptchakren zusammenlas, um sie in einer geformten Kugelform hinüberzubegleiten. Sehr gut möglich ist es auch, dass es sich bei dieser leuchtenden Kugel um unsere Seelenessenz handelt. Da ich mir aber darüber noch nicht ganz sicher bin, werde ich mich noch intensiver damit befassen.

Das dritte Auge

Wie ich kurz beschrieben habe, befindet sich das dritte Auge in der Mitte unserer Stirn. Die Inder und Tibeter verbinden es mit dem Göttlichen und machen deswegen visuell darauf aufmerksam, indem sie sich einen roten Punkt (Tika) auf die Stelle des dritten Auges oder Stirnchakra malen. Allwissenheit, Weisheit und Erleuchtung liegen eingebettet respektive schlummernd in unserem Stirnchakra. Für hohe Meister und Priester ist es gar das Organ des Lichts und der Bewusstheit.

Einfacher ausgedrückt haben wir zwei Augen, die die normale Alltagswirklichkeit sehen, und ein weiteres inneres Auge, das uns dieses andere Sehen in die unsichtbare Welt, wie hellsehen, hellhören, hellfühlen und hellriechen, ermöglicht. Das dritte Auge ist für die Hindus der Spiegel zur Seele für Klarheit und Erkenntnis. Wer in der Lage ist, durch Meditation dieses Tor zum höheren Bewusstsein zu öffnen, heißt es, erreiche eine tiefere Selbstwahrnehmung.

Für den Ungeübten ist der Blick in die innere Welt ohne Farben und ohne einen Horizont. Mir wird immer schnell klar, wenn mir jemand ungeduldig mitteilt, er sehe nichts, nur Dunkelheit, dass dieser Mensch erst am Anfang seiner Reise steht, und ich muss ihn jeweils ermahnen, dass es einfach Geduld und Hingabe braucht. Ein Song auf der Bühne muss auch zuerst geschrieben werden, danach eingesungen und zuletzt noch mit den Musikinstrumenten vermischt werden. Wenn du dir die Zeit nimmst, immer wieder innezuhalten und in deine Stille zu gehen, begibst du dich langsam auf den Weg zu deinem inneren Wissen.

Nach der buddhistischen Lehre der Wiedergeburt tritt der Geist des Verstorbenen über den Punkt in das dritte Auge und somit in den menschlichen Körper ein. Von dort aus nistet er sich in der Gebärmutter ein und wird wiedergeboren.

Im Buddhismus gibt es heilige Mantras, die wiederholend gesungen werden, oft ganze Tage lang. Ich habe es auf meiner Reise in Bhutan einmal erlebt, als ich dort in den Bergen wanderte und in ein kleines Dorf kam, dessen Häuser richtig am Berg klebten. Schon von Weitem hörte ich die tiefen Stimmen der Mönche. An der Tür vorbeigehend forderte man mich freundlich auf hereinzukommen. Ich setzte mich auf den Boden und tauchte geistig förmlich in den Gesang der Mantras ein. Innerhalb kurzer Zeit vibrierte mein Körper und ich verspürte einen Druck in der Mitte meiner Stirn. Daher kann ich authentisch bestätigen, dass man auch auf diese Art das dritte Auge aktivieren und öffnen kann.

Etwas Wichtiges möchte ich dir noch auf den Weg geben. Ist dein drittes Auge einmal aktiviert, so kannst auch du, ohne ein Medium werden zu müssen, übersinnliche Wahrnehmungen erfahren. Unsere Sinne sind nur verkümmert, weil der Mensch sie im Alltag nicht zulässt und meist nicht mehr wahrnimmt.

Meditation

Lieber Leser, nun beginnt für dich eine spannende Reise, die Reise zu dir selbst, und deswegen möchte ich dir jetzt die Bedeutung der Meditation aufzeigen. Es ist genau dieser Rückzug an einen ruhigen Ort, sei es in der eigenen Wohnung, im Haus oder in der Natur, die mich in die Ruhe bringt, sodass ich fähig bin, mit geschlossenen Augen und rhythmisch gleich langen Atemzügen in meine eigene Stille zu tauchen und somit in meinen Herzensraum zu gelangen. Ich kann dir garantieren, dass du mit ein bisschen Geduld, indem du anfangs diese Übung nur für fünf Minuten probierst, bald in deiner Stille lernst, Gefühle von dir wahrzunehmen, ja sogar Bilder und Erinnerungen, die du schon jahrzehntelang in dir getragen hast. Vor allem wenn du nach einiger Zeit diese fünf Minuten vielleicht auf zehn und dann auf noch länger ausdehnst.

Irgendwann kommt dann eine Sehnsucht in dir auf, Dinge zu tun, für die du dir nie Zeit genommen hast. Es wird dir bewusst, dass die Jahre nur so vorbeigegangen sind und du wie ein Roboter deinen Alltag und dein Leben bewältigt hast. War es das schon, fragst du dich plötzlich, es kann doch nicht sein, dass ich keine Zeit zu leben habe? Genau das erlebte ich, als ich anfing, mich auf den Weg zu meiner Seele zu begeben.

Es ist unglaublich, aber Wissenschaftler können die Gehirnveränderungen durch Meditation schon seit Jahrzehnten erklären. Damit auch du davon Kenntnis bekommst und vor allem den positiven Beweis dafür erhältst, was für uns Kraftquellen sind und was Kräfträuber, möchte ich es dir hier ausführlicher erklären, auch um dich zu motivieren, den notwendigen Anfang zu machen, sich spüren zu lernen.

Meditation und Yoga in Kombination sind die Kraftquelle zum Rückzug in unsere Seelenmitte und zu einem besser durchbluteten Gehirn. Das Meditieren verändert tatsächlich den Hypocampus. Viel Stress kann Gehirnzellen abtöten, erlernen wir aber in die Ruhe (Meditation) zu gehen, dann können sich Gehirnzellen wieder aktivieren oder gar erneuern. Sicher, das hört sich sehr wichtig und positiv für uns an, aber da kommt noch so viel mehr hinzu, damit wir zu einem glücklichen Gehirn/Bewusstsein kommen.

Ein anderer Punkt, der absolut nicht zu unterschätzen ist, ist die Achtsamkeit. Und vor allem sollten wir uns wieder bewusst werden, dass wir eine spirituelle Grundlage haben. Denn leben wir ohne eine Glaubensrichtung, die wir unserem Leben geben können, sind wir entwurzelt von der göttlichen Quelle, aus der wir ursprünglich kommen.

Wir wissen, dass wir hier zusammen leben und zusammen sterben werden, aber wir sollten uns ebenso bewusst sein, dass es ohne gegenseitiges Verständnis und Liebe füreinander unmöglich ist zu existieren. Wenn wir also zu unseren spirituellen inneren, schon vorhandenen (Erkenntnis-)Wurzeln zurückkehren, werden wir dort die entsprechenden Werte und Einsichten finden oder wiederherstellen können, die uns wiederum in die universelle Kraft zurückbringen.

Die Kraft der Meditation

Wie ich schon erwähnte, ist die Kraft der Meditation das In-die-Stille-Gehen, den Zugang zu unseren inneren Gefühlen und Sinnen öffnen. Und wie wunderbar ist es doch zu wissen, dass wir Menschen unseren eigenen Willen haben. Wir allein entscheiden, wann wir etwas in unser Leben lassen. Denken wir zum Beispiel an den Frieden, dann werden wir zum Frieden. Denn alles, was wir denken, fühlen, erleben und tun, ist reine Energie, die wir – egal ob positiv oder negativ – anziehen. So ist es auch mit unserer Bereitschaft, in die Meditation respektive zu unserem eigenen inneren Licht zu reisen. Wer sich noch nie hingesetzt hat und dachte, jetzt versuche ich einfach mal mit geschlossenen Augen nicht zu denken, nur zu sein, der kann sich gar nicht vorstellen, was er unglaublich Schönes verpasst.

Einfach nichts zu denken, keine Probleme im Kopf zu haben, nur zu spüren, ist wie eine kleine Wunderpille, denn plötzlich kommen neue Gefühle in einem auf, die vorher keinen Platz hatten vor lauter Unmöglichem im Kopf.

Man kann dabei neue Kraft finden oder Problemen, die man vorher fast nicht mehr ertragen konnte, neu begegnen. Noch mehr, vielleicht findet man dabei sogar neue Lösungen. Tatsächlich kann man durch das Nichtdenken oder besser gesagt Abschalten neuen Platz für Ideen schaffen.

Nun, natürlich ist das leichter gesagt als getan, die Denkmaschine einfach so abzuschalten, aber auch dafür gibt es mögliche Übungen. Die beste, finde ich, ist entweder eine geführte Meditations-CD zu nutzen, damit man sich von der Stimme darauf begleiten lässt, oder man zählt selbst in Gedanken beim Einatmen bis vier, Atem anhalten, bis vier zählen und ausatmen und dabei bis vier zählen. Das Beste wäre, man würde immer etwa um die gleiche Zeit am gleichen Ort in die Ruhe gehen. Wie das Zähneputzen im Badezimmer zur alltäglichen Verrichtung wurde, so sollte auch die tägliche kurze Meditation zum Ritual werden.

In den nachfolgenden Kapiteln zeige ich dir, wie lebenswichtig meditieren für mich war und ist. Die Meditation ist im wahrsten Sinne die Brücke vom Alltag und seinem Stress und den Problembewältigungen zu unserer Seelenessenz, die eigentlich nur aus Licht und Liebe bestehen sollte.

Heilmeditation für Mutter Erde

Ich wiederhole diesen Satz hier extra immer wieder, weil er nicht nur lebenswichtig ist, sondern überlebenswichtig. Da wir mit allem verbunden sind, sollten wir uns auch mit unserem inneren göttlichen Licht und mit der Mutter Erde verbinden. Ich meditiere mindestens zweimal in der Woche eine Heilmeditation für die Natur. Dabei gehe ich in die Stille, danke der Mutter Erde für ihre Geduld mit uns Menschen und verbinde mich im Herzen mit ihr.

Weißt du, welchen enorm wichtigen Hintergrund es noch hat, sich immer wieder mit unserer Erdenkraft zu verbinden? Man hört inzwischen häufiger, dass der Erdmagnet schwächer und schwächer wird. Du wirst noch mehr darüber lesen können, denn der Mensch wird dadurch immer sensibler. Da wir alle eins sind und daher mit der Mutter Erde ebenfalls verbunden, spüren wir hier die gleiche Disharmonie innerlich, wie sie uns die Natur mehr und mehr widerspiegelt.

Ich stellte fest, dass ich, wenn ich häufig meditiere, nicht nur in meine Seelenmitte zurückfinde, sondern auch mein eigenes Magnetfeld in meinem Energiefeld – meinem Ätherkörper – kräftige. Ich baue dabei in mir auf, was ich von außen nicht mehr bekommen kann. Sollte es also zu einem verfrühten Polsprung kommen, bin ich durch meine Vorarbeit und das häufige Meditieren so weit geschützt, dass ich diese Natursituation ungefährdet überstehen könnte.

Auch danke ich unserer Erde jedes Mal für ihre Schönheit. Ich sende ihr sehr viel Heilung ganz tief in sie hinein. Dabei stelle ich mir mental vor, wie sie dank unserer Heillichtenergie, die wir auch in Gruppenmeditationen aussenden, wieder etwas in ihre Balance zurückfindet. Natürlich hat der Beitrag zur Heilung unserer Erde noch andere Facetten.

Die Gruppenenergie

Als Gruppe kann man an einem Heil- und Meditationsabend eine enorm konzentrierte Heillichtenergie kreieren. In der Gruppe gelingt es viel besser, das dritte Auge eines jeden zu aktivieren und zu öffnen, da die Schöpferkraft um einiges stärker wirkt. Auch können dann viele Themen schneller transformiert werden, indem wir sie in dieser Gruppenkraft erspüren und sofort ins Universum hinaussenden, um sie dort im Nichts aufzulösen. Man ist mit der Heilenergie einfach eins und fühlt sich geborgen in der familiären Gruppenenergie.

Die Indianer saßen früher an der Feuerstelle, die Ältesten nahmen einen Stein aus dem Wald in die Hand und lasen aus diesem Stein den Jungen die Geschichte der Vorfahren vor oder sogar einzelne Schicksale der Stammesgenossen, die mit ums Feuer saßen. Wir in der Heilgruppe nehmen einen persönlichen Gegenstand von einem Mitsitzenden in die Hand und erzählen uns gegenseitig, was wir über den Besitzer des Gegenstands herausfinden. Es ist verblüffend, wie stimmig diese Messages für den Zuhörenden jeweils sind und wie glücklich diejenigen sind, die es erzählen.

Es gibt so viele wunderbare Ereignisse, die man in einer Gruppenenergie erreichen kann. Tatsache ist, dass jeder der Teilnehmenden immer eine stark aktivierte innere Heilkraft mit nach Hause nimmt, die jeweils fast eine Woche aktiv anhält, bis sie von den Nahestehenden meistens unbewusst abgezogen wird. Ich fühlte mich am Anfang meines Heilerstudiums viele Male wie eine Tankstelle, die von den »Vampiren« (Menschen, die sich in der Opferrolle sonnen) richtig ausgesogen wurde. Das ist ein guter Grund, eine Ausbildung zu besuchen, denn dort lernt man gleich zu Beginn, sich abzugrenzen und energetisch zu schützen.

Sich mit dem göttlichen Heillicht aufzufüllen, ist ein bisschen wie in die Ferien gehen. Es hat den gleichen Effekt, nur dass es gratis ist, jederzeit und überall getätigt werden kann und, einmal süchtig danach, nicht suchtkrank macht, sondern gesund und glücklich.

Heillichtmeditation in Gruppen

Diese Art von Heillichtmeditationen gebe ich jetzt bereits seit fünf Jahren im Kanton Aargau. Im Kanton Zürich, Schwyz und Luzern werden bald weitere folgen. Sie finden genau in der beschriebenen Reihenfolge statt. Der einzige, aber sehr wichtige Unterschied ist, dass wir, nachdem wir uns selbst mit dem heilenden Licht aufgefüllt haben, uns auch als Gruppe verbinden. So erschaffen wir ein sehr starkes Gruppenheillicht, das wir in die Welt hinaussenden, aber auch den ganzen Abend hindurch benutzen, um in der Meditations-Teilnehmergruppe zu heilen oder etwas aufzulösen oder miteinander zu teilen.

Ich zeige den Teilnehmern auch, wie sie mit einer bestimmten Technik, die aus unseren Aurafarben besteht, den Kontakt zu ihrem höheren Selbst aufnehmen, pflegen und intensivieren können, damit eine richtig treue Freundschaft mit unseren geistigen Führern entstehen kann, die die einen Schutzengel oder göttliches Wesen nennen und ich unsere geistigen Freunde aus der göttlichen Quelle. Wir bitten sie, uns bei den Intuitionsübungen behilflich zu sein, oder diesen Abend überhaupt in der Gruppenkraft zu nutzen, um für die Teilnehmer wichtige Messages zu überbringen.

Ich habe dabei schon so einige schöne und unvergessliche Geschichten erlebt, die uns zum befreienden Weinen oder glücklichen Lachen gebracht haben. Wenn du nun weiterliest, wirst du eine positive Überraschung nach der anderen erleben.

Die Akasha-Chronik

Akasha, die alles verbindende Ebene unseres Universums. In ihr ist die Existenz der Schöpfung, jede Seele und einfach alles abgespeichert, wie ein Programm. Die Bezeichnung »Akasha« stammt aus dem Sanskrit und bedeutet so viel wie die alles umfließende Substanz im Universum. Jeder Lern- und Lebensplan einer einzelnen Person (inkarnierte Seele) ist hier verzeichnet. Deswegen nennt man sie in vielen esoterischen Schriften und Lehren auch das Dokumentationszentrum des Universums. Die Akasha-Chronik trifft keine Bewertungen, sie ist neutral. Der Zugang zu ihr ist grundsätzlich für jeden von uns möglich. Selbst unser eigenes Gedächtnis ist ein Teil der Akasha-Chronik. Verständlicherweise sehr abhängig vom einzelnen Bewusstsein jedes Menschen, gibt es dementsprechend umfangreichere oder tiefere Informationen über seine früheren oder das jetzige Leben.

Als ich anfing, mir fremden Menschen Privatsitzungen anzubieten, wollte ich eines garantiert nicht, nämlich den Kunden über sich erzählen zu lassen, um ihm dann gute Ratschläge zu geben, danach am Ende der Sitzung aufzustehen, um ihn aus der Tür hinauszubegleiten. So eine Behandlung geht gegen meine Ethik und mein Mitgefühl für den Nächsten. Ich wollte mir daher zuerst ganz sicher sein, dass ich vor dem Eintreffen des Kunden genau wusste, mit welchen Themen er zu mir kam. Noch viel wichtiger fand ich, was er hier im jetzigen Leben aufzulösen hatte und vor allem das absolut Spannendste für mein Gegenüber wäre es doch zu hören, was er oder sie für eine Berufung mitgebracht hatte. Um jemandem aber so etwas Wundervolles mitzuteilen, mussten meine Sinne und Intuition gut trainiert sein, damit ich im tiefsten Vertrauen mit der Akasha-Chronik in Verbindung treten kann. Es ist der absolut einzige Ort, an dem ich vom Menschen respektive an seiner Energie Folgendes ablesen kann: Alles Unerledigte, was ihn daher beschäftigt oder sogar krank werden lässt, sein Karma, das er hier im jetzigen Dasein auflösen könnte, dann, befreit von den Altlasten, die dahinter schlummernden Talente und Fähigkeiten hervorzuholen und zu leben. Und zu guter Letzt auch sein spirituelles Wachstum, das bei jeder Seele bewirkt, dass man, wenn man hier sich alles Vorgenommene erledigt hat, mit einer höheren, spirituell ausgerichteten Seele wieder drüben viel näher an die sogenannte Erleuchtung gelangt. Der innere Wunsch, den wir alle – meistens unbewusst – teilen, ist, wirklich als Seele in unsere Vollkommenheit zurückzukehren.

So, wie ich in meine Stille gehe und mich mit meinem höheren Spirit verbinde, um ihn zu bitten, dass ich von Herrn oder Frau X Informationen vor meinem inneren dritten Auge über die gewünschte Person ablesen kann, so kannst auch du dich für dich allein hinsetzen und den gleichen Vorgang für deine persönliche Informationsquelle tätigen. Oder du gehst in die Meditation und erteilst die Erlaubnis, dass deine ganze Energie in gewisse Wünsche fließen soll, oder du bittest darum, deine Fähigkeiten von der Akasha-Chronik als Impulse zu bekommen. Diesen Vorgang kannst du natürlich am leichtesten erreichen, wenn du bereits im höheren Bewusstsein lebst, in dem du über andere nicht mehr urteilst oder sie verurteilst, in dem du niemandem mehr die Schuld für deine Leiden gibst und in dem du allen und alles verzeihen kannst. Du wirst dadurch in ein lichtvolleres Dasein gelangen und die Akasha-Chronik besser wahrnehmen können.

Der wichtigste Punkt für diese außersinnliche Wahrnehmung ist aber eindeutig die Selbstliebe. Sie verleiht dir mehr Ruhe, innere Harmonie und die Bereitschaft, dass du mehr wissen willst, um dir damit Gutes zu tun, denn die Akasha-Chronik ist nur erreichbar durch unsere Intuition. Mit einem geschulten und befreiten dritten Auge, also der Zirbeldrüse, kann es einem sogar gelingen, Bilder und ganze Messages aus einer anderen Dimension zu empfangen, die aber sehr irdisch und authentisch mit dir persönlich zu tun haben.

Ein Seelenreading

Eine Sitzung bei einem Medium (Vermittler), einer medialen Beraterin, Kartenlegerin oder Pendlerin bedeutet also immer, dass sich diese trainierten Personen mit der

Akasha-Chronik in Verbindung setzen, um dort für den Kunden etwas abzulesen. Genauso läuft es auch bei mir. Ich habe mich meistens schon Stunden vorher mit der Akasha-Chronik verbunden und ein ganzes A4-Blatt über eine zu mir kommende Kundin gefüllt, ohne sie oder ihn je vorher gesehen zu haben.

Eine medial trainierte Person wie ich kann sich jederzeit und immer über das höhere Selbst mit der Akasha-Chronik verbinden. Aber auch hier gilt, wie schon beschrieben, zuerst in die Stille zu gehen, in die Meditation. Danach verbindet man sich und öffnet den Kanal (das dritte Auge). Damit signalisiert man Bereitschaft, alles, was kommt, anzunehmen, sei es über Bilder, Gefühle oder hörende Messages. Kommen Gedanken herein, wie könnte das sein oder bilde ich mir das nur ein, ist man meistens sofort als Medium blockiert, deswegen ist es absolut wichtig, an erster Stelle zu lernen, die Gedanken auszuschalten.

Um aber ein einwandfreies Seelenreading von einem Medium (Vermittler) zu erhalten, braucht es auch die absolute Bereitschaft des Kunden, seinen Glauben und vor allem seine absolute Akzeptanz, dass man sie/ihn auch »scannen« darf, denn das ist generell eine sehr persönliche Angelegenheit. Wenn jemand also abblockt, kann man so auch das Medium blockieren.

Ich persönlich finde mediale Sitzungen, die einem den Ist-Stand und vergangene Gründe für Blockaden aufzeigen, überaus wertvoll, denn meistens braucht es jemanden von außen, der einen in liebevoller Strenge auf Lebenswichtiges hinweist. So gehe auch ich jedes Jahr zu einer meiner medialen Kollegen, immer im Wissen, dass ich meinen freien Willen habe und auch vieles auf mich Zukommendes, was mir nicht gefällt, verändern kann. Wie? Indem ich es umprogrammiere. Ich kann mir auf einfache Art positive Wünsche im Unterbewusstsein manifestieren, sodass diese im richtigen Zeitraum vom Unterbewusstsein in mein Bewusstsein gelangen. Das ist einmal mehr durch Meditieren machbar.

Dein geistiger Führer

Jeder von uns Menschen hat von seiner Geburt an mindestens einen lebenslangen Führer und Vertrauten aus der geistigen Welt. Die einen nennen ihn Schutzengel, andere das höhere Selbst. Er hat viele Namen, aber eine für uns lebenswichtige Bedeutung, denn er steht uns mit Rat und Tat immerwährend zur Seite. Natürlich darf er nicht in unseren Lebensplan eingreifen und nicht die für unsere Seelenerfahrung wichtigen Schicksalsschläge verhindern. Aber was er darf und mit bedingungsloser Liebe tut, ist, uns jederzeit hilfreich zur Seite zu stehen, wenn es um wichtige Entscheidungen wie Beruf, Wohnsituation, Partner oder sonstige zwischenmenschliche Konflikte geht. Auch bei unzähligen anderen Themen ist er immer bei uns, beschützt uns, tröstet uns oder weist uns mit Träumen oder anderen Zeichen auf für uns Wichtiges hin.

Er ist sehr glücklich, wenn man ihn endlich wahrnimmt. Wie viele Jahre vergehen, bis der eine oder andere Mensch sich seiner bewusst wird und er nicht mehr passiv nebendran mitgehen muss, ohne helfen zu können. Wie glücklich können wir uns erst schätzen, zu wissen, dass wir nie allein sind, in keinem Moment unseres Lebens. Natürlich braucht es auch hier Geduld, bis man ihn wahrnehmen kann, denn es kann am Anfang mal schwieriger und mal weniger schwierig sein, die geistige Energie zu spüren. Da jeder Mensch eine andere Wahrnehmung hat, spürt man ihn auch verschieden. Es kann ein Kribbeln am Rücken sein oder sehr warme oder kalte Luft am Hinterkopf. Wichtig ist einfach, dass wir Vertrauen und den Glauben finden in unserem Spirit. Es ist unsere Seelenkraft, die uns beim Aufbau unterstützt, indem sie sich verändert.

Um unser Energiefeld/unsere Aura, die sich um unseren Körper herum befindet, auszuweiten, brauchen wir eine kurze Meditation. Durch das Ausweiten der Aura gleiten wir in eine tiefere Energie, die uns wiederum hilft, »the power of spirit« aufzubauen und über das Gebet zur göttlichen Quelle in Demut und Liebe zu gelangen. Dort sollten wir uns immer bedanken für diese bedingungslose Hilfe und um Führung bitten. Du musst dich einfach intensiv auf dieses wunderbare Gefühl einlassen können. Auch wenn es am Anfang schwierig sein könnte, etwas zu fühlen, solltest du nie aufgeben, denn die Medialität verlässt dich nicht. Sie ist ein Teil von uns, du musst sie nur nähren, damit sie wächst. Ganz wichtig, sich das ebenfalls einzuprägen: Jeder Schritt, den wir nach vorn machen, macht auch die geistige Welt mit uns.

Ebenso wichtig ist Disziplin zu entwickeln. Und plötzlich gehst du in die Stille, fühlst Wärme oder Kälte um dich herum und bekommst Bilder, ein Gefühl oder eine telepathische Message mit Namen oder Situationen. Ich kann dir dieses unglaublich tolle Gefühl dabei nicht beschreiben. Es gibt keine Worte dafür, was du von diesem Moment an jedes Mal fühlen wirst, wenn du dich mit der göttlichen Quelle verbindest, und wenn du dazu noch mit allen deinen Anliegen erhört und betreut respektive geführt wirst.

Ich kann dir hier ein Geheimnis anvertrauen. Wenn eine Kundin oder ein Kunde auf dem Weg zu mir ist, um sich von mir beraten zu lassen, dann nehme ich vorher jedes Mal Kontakt mit meinem geistigen Führer auf und bitte ihn, er möge sich bitte mit dem Geistführer meines Kunden in Verbindung setzen und ihn fragen, welche Themen am stärksten im Vordergrund stehen. Dann möchte ich sehr gern der Kanal sein, damit ich alles von meinem Geistführer empfangen darf, was er wiederum vom Geistführer meines Kunden erhalten hat. So weiß ich neben der Akasha-Chronik und dank der Geistführer immer auch, was meine Kunden für Herzensanliegen haben. Und glaube mir, ich bin keine Zauberin oder Hexe, ohne meinen Geistführer oder das Ablesen in der Akasha-Chronik – auch dies nur mithilfe meines Geistführers – wüsste ich absolut nichts dem Kunden zu berichten. Ist das nicht unwahrscheinlich schön? Es macht mich so glücklich und ich weiß, es wird auch dich beglücken.

Um in der Meditation in die Stille zu finden und in dieser schönen aufgebauten »Spirit Energie« danach den Kontakt zu deinem geistigen Führer aufbauen zu können, möchte ich dich bitten, dir meine Meditations-CD immer wieder anzuhören oder zu meinen Meditationsabenden zu kommen, da durch die Gruppenenergie noch mehr heilende und spirituelle Kraft erzeugt wird, damit du dich mit der einzig wahren und heilenden allumfassenden Liebe permanent verbinden kannst.

Die Kundalinikraft

Das ist eine weitere geheimnisvolle, göttliche Kraft, die in uns schlummert. Sie hat eine sehr starke eigene Dynamik. Begibst du dich auf deinen spirituellen Weg, wirst du irgendwann mit deiner Kundalinikraft konfrontiert. Das Zentrum ihrer Kraft befindet sich am Ende der Wirbelsäule, im Wurzelchakra. Die Kundalini liegt dort wie eine eingerollte Energie, vorzustellen wie eine Schlange oder ein Schneckenhaus.

Bei häufigem Meditieren spürt man irgendwann plötzlich eine kribbelnde Wärme den Rücken hinauf- und hinunterfließen. Wenn du das spürst, darfst du darauf vertrauen, dass von nun an deine eigene Wahrheit mit all deinen Fähigkeiten ans Tageslicht gelangt. Deine Sinne verfeinern sich, deine aktivierten Heilkräfte legen sich frei. Ein hellsichtiger Mensch erkennt diese Kraft als orange-rot-goldenes Licht, das sogenannte göttliche Licht, am Mitmenschen und somit an dir. Bist du in Berührung mit dieser Kraft, so kann ich dir raten, dich in tiefe Freundschaft mit deinem höheren Selbst zu begeben. Es wird erkennen, welche deiner Sinne der Wahrnehmung am schärfsten sind: Hellfühlen, Hellsehen, Hellriechen oder Hellhören.

Denke daran, dass, sobald deine Chakren durch deine Heilung entblockt wurden, sich deine Kundalinikraft noch besser freilegen kann. Für mich persönlich war die Erweckung meines Kundalinis, neben der Geburt meiner zwei Töchter, das wunderbarste irdische Erlebnis. Wenn ich jemandem gegenübersitze, der mir eine bewegende Geschichte erzählt, kann es passieren, dass bei mir ganz stark diese Kraft fließt. Spüre ich nichts, dann wollte man mich entweder anlügen oder mein vis à vis hatte keine Empfindung für das Erzählte.

Auch setzt sich die Kraft bei mir frei, wenn ein Verstorbener in meine Wahrnehmung kommen will, weil ich eventuell gerade mit einem seiner Familienmitglieder zusammensitze. Wenn du diese mediale Fähigkeit nicht hast, wirst du in dem Fall auch nichts spüren.

Wichtig ist, dass du sie immer dann spürst, wenn du betest oder meditierst. Ich empfinde es als Motivation für dich, als Geschenk für deine Geduld, denn es gibt kein Zeitfenster, jeder Mensch hat seinen ganz persönlichen Zeit- und Lebensplan. Mit Disziplin und Ausdauer wird bei jedem Menschen eines Tages diese wunderbare Kundalinikraft erwachen.

Deine Herzensangelegenheit

Unser Herz schwingt während unseres Lebens so um die drei Milliarden Mal. Das Herz ist wie das Licht sowohl Materie wie Schwingung zugleich. Als »Licht-Herz« vereint es beide Qualitäten. Das Herz steht mit unserem Körper-Magnetfeld und dem Magnetfeld der Erde in Verbindung. Sein elektromagnetisches Feld ist 5000 Mal stärker als das Gehirn. Es pulsiert und sendet seine Wellen aus und überträgt dabei Lebensenergie auf seine Umgebung. Die Quantenphysik verändert schon seit einigen Jahren unser altes Bewusstsein in ein höheres, somit in ein Quantenbewusstsein, das ein schwingendes Weltbild beinhaltet. Dieses können wir mit dem Schwingungsorgan Herz eher begreifen als mit der dreidimensionalen Logik unseres Gehirns. Wir leben in einer Zeit der absoluten Veränderung und Transformation. Die ganze Menschheit vollzieht gerade den Evolutionsschritt der Herzöffnung.

Dein innerer Raum in dir (Herzensraum) ist für das vorgesehen, was du dir ersehnst. Immer wenn du es zulässt, deinen Herzensraum zu spüren, aktivierst du deine Herzenergie, die wiederum aus der allumfassenden Liebe besteht. Du setzt damit eine große Kraft frei. Nutze diesen Raum auch für deine eigenen inneren Gespräche, führe sie von dort aus. Hast du Streit oder haderst du mit einer anderen Person, so begib dich in deinen inneren Raum und löse das Problem von da aus. Begib dich in die Stille durch eine kurze Meditation mit geschlossenen Augen und einem Gebet zur göttlichen Quelle, mit der Bitte, man möge dir von dort aus helfen, den Konflikt zu lösen. Oder du übergibst die Person gleich in die Hände der göttlichen Quelle, mit der Bitte um Hilfe dieser Seele mit Licht und Liebe. Du wirst erleben, dass sich dieses Problem einfach auflöst und in einiger Zeit, die kürzer oder länger sein kann, diese Energie einfach verpufft.

Lass dir aus dem Herzen sagen:

Der Mensch lebt und handelt in der Zeit und die Seele ist Licht und Energie jenseits der Zeit!

Die Liebe

Die Liebe ist die kraftvollste Energie, sie heilt und macht uns unglaublich glücklich. Wenn wir den Gefühlen der Liebe voll vertrauen, kann uns nichts geschehen. Die Liebe zum Leben, zu sich selbst, den anderen, zur Natur, ist die natürliche gesunde und beglückende Seinsweise des Menschen. Wir sollten den Mitmenschen ohne Erwartungen gegenübertreten, das bedeutet bedingungslose Liebe verbreiten und es bedeutet auch, liebevolle Energie auszusenden. Würde jeder Mensch so leben, hätten wir niemals diese Situation, die wir heute auf unserer Erde haben. Bereits um nur einen Menschen zu lieben, muss man ihn ganz in sich aufnehmen können.

Von besonderer Bedeutung für die Entfaltung der Liebesfähigkeit ist die Sensitivität. Das bedeutet, wenn ich sämtliche Sinne wach und auf Empfang eingestellt habe, dann besteht Bereitschaft zur Sensitivität. Diese wiederum kann man nur entfalten, wenn man sie durch meditieren trainiert. Dazu kommt, dass man durch ein tiefes Mitgefühl zum Mitmenschen ebenfalls seine Liebesfähigkeit entwickelt. Mitfühlen für die anderen respektive alle Lebewesen und somit unsere ganze Existenz schafft man in der bedingungslosen Liebe aber nur, wenn man selbst im Herzen die Liebe zulässt, daher eigene Heilung erfahren hat. Deswegen möchte ich dir hier nochmals nahelegen:

Lieben ist alles. Lieben ist das Geheimnis des Lebens. In der Liebe erfährst du dein Leben und das der anderen. Je mehr du also liebst, desto mehr erfährst du den Sinn des Lebens, Glück und Zufriedenheit. Jeder Tag, den du nicht im Herzen geheilt und somit in deiner Liebe lebst, IST EIN VERLORENER TAG IN DEINER SEELENEXISTENZ.

Wenn du bereit bist, wirklich bereit bist, dann kann das Abenteuer deines Herzens jetzt in diesem Augenblick beginnen.

Gebet zum Weltfrieden

Wir wünschen uns doch alle im tiefsten Herzen Frieden in der ganzen Welt, dass endlich Liebe und Harmonie einkehren möge. Aber den Friedensmangel können wir nur aus der Welt schaffen, wenn wir im Einzelnen respektive in unseren Herzen zum Frieden werden. Wieder ist meditieren angesagt. Um die göttliche Kraft zu spüren, müssen wir uns in diese Schwingung begeben, indem wir immer wieder den Verstand ausschalten und in unsere Mitte eintauchen. Jeder Einzelne lernt bei diesem Prozess auch, sich mit seinem höheren Selbst zu verbinden, das ja ständig mit unserer universellen Liebe in Verbindung steht. Obwohl wir mit unserem höheren Selbst in direktem Kontakt stehen, leben wir doch in zwei verschiedenen Realitäten. So kannst du lernen, dich in diese friedvolle Energie respektive diese göttliche Realität zu begeben. Hier zeige ich dir die Übung.

Setze dich bequem hin und schließe deine Augen. Nimm tiefe regelmäßige Atemzüge, durch die Nase einatmend und durch den Mund wieder ausatmend. Nun verschließt du deine Hände zum Gebet. Bete generell immer zuerst zu der göttlichen Quelle, bevor du dich zum Beispiel auch mit deinen Engeln und geistigen Führern verbindest, so erhöhst du schon die lichtvollen Schwingungen und du wirst in der Schwingung erhört und verbunden.

Sage in Gedanken: »Göttliche Quelle, ich danke dir für deine bedingungslose Liebe zu mir und uns Menschen. Ich danke dir für meine Gesundheit, für das Glück, dass meine Familie und ich genug zu essen und wir ein Dach über dem Kopf haben, das uns vor vielem schützt. Oh göttliche Quelle, ich bitte um Verbindung mit allen Lichtarbeitern, die in unserem Dasein tätig sind.«

Verbinde dich mit mitfühlender universeller Liebe und der Absicht, die erhöhte Gruppenschwingung durch die anderen Lichtarbeiter zu nutzen, um diese in die ganze Welt zu senden. Dann sende dieses heilende Licht noch in spezifische Länder und bete immer in dir mental: Frieden soll geschehen.

Sende dieses heilende Licht auch zu den IS-Kämpfern, Frieden soll geschehen. Sende es allen Flüchtlingen auf ihrer Überlebensreise. Friede und Heilung soll euch geschehen.

Verbleibe noch einen Moment (solange du diese starke Gruppenkraft erträgst) mit geschlossenen Augen in dieser göttlichen Energie. Genieße dabei, wie du wie oben beschrieben zum Frieden wirst.

Dann komme langsam, langsam zu dir auf deinen Stuhl zurück. Spüre zuerst deine Beine, dann die Arme und dein Gesäß auf dem Stuhl. Danach bewege den Kopf nach links und rechts und öffne langsam wieder die Augen. In der Ruhe bleiben und dieses sehr wertvolle Gebet wirken zu lassen, ist sehr wichtig. Ich möchte dir empfehlen, dieses Gebet vor dem Einschlafen zu machen. Da du dann in dieser Energie einschläfst und sich deine Seele so wohl und heimisch fühlt, dankt sie dir das am nächsten Tag, indem du dich einfach glücklich fühlst.

Unser innerer Herzensraum

Aus unserem Herzen wächst die Liebe und deswegen ist es enorm wichtig, sich bewusst zu sein, dass man sich jederzeit der Liebe aus unserer Herzenskraft bedienen kann. Das bedeutet ebenso, dass du dich auch mit deinem göttlichen Kern, der Weisheit deines Herzens verbinden kannst. Für mich ist Gott kein Mann mit einem langen Bart, wie man uns das als Kind bildlich darstellte, sondern ein göttliches Licht, das bei jedem Menschen in seinem Herzen vorhanden ist. Bei den einen brennt das Licht als Sparflamme nur spärlich, weil Schmerzen, Ignoranz und andere schlechte Eigenschaften eine Blockade im Herzensraum bilden, bei anderen Menschen leuchtet es so sehr, dass diese, wenn sie in einen Raum treten, den ganzen Raum mit ihrem göttlichen Licht erhellen.

Jedermann kennt diese alltäglichen Sätze wie: »Sie ist innen wie außen schön.« Oder: »Ich fühle mich in seiner Nähe so wohl, weil er/sie etwas Positives ausstrahlt.« Bei diesen Aussagen geht es genau um diesen göttlichen Kern, den wir entweder ignorieren oder strahlen lassen können. Manchmal fehlt aber auch nur das Bewusstsein darüber, denn negatives Denken kann nun einmal nicht zu der Erkenntnis führen, dass es nur so wenig braucht, um sich mit Gott in unserem Herzensraum zu verbinden. Das Herz ist lebenswichtig, wenn es um positive Eigenschaften wie Liebe, Anerkennung, Wärme und Zuneigung geht. Steht der Mensch nicht in Verbindung mit diesen für ihn positiven und lebenswichtigen, daher göttlichen Eigenschaften, so erfährt er Trauer, Isolation und Abwertung. Ein solcher Herzschmerz braucht neben dem oben erwähnten Bewusstsein darüber dringend Herzheilung. Eine Heilung beginnt als erster Schritt in unserem Kopf, unseren Gedanken.

Es ist dabei enorm wichtig, in den folgenden drei Schritten vorzugehen:

1. Schritt: Versuche als Erstes unbedingt und sofort die Vergangenheit loszulassen, lass alles, was war, los. Es ist vorbei und kann nicht mehr wirken, wenn du das nicht willst. Du bekommst somit mehr Energie, um in der Gegenwart zu handeln, was wiederum bewirkt, dass du mehr Lebensfreude entwickelst. Natürlich ist das ein Prozess, der seine Zeit dauert, aber Geduld übe, wer zu einem positiven Ergebnis kommen möchte.
2. Schritt: Verzeihen und verstehen. Ist man fähig, die Vergangenheit loszulassen, so fällt es einem auch leichter, sein Herz von unnötigem Ballast zu befreien, indem man alles, was noch an Ungerechtigkeiten vorhanden ist, auflöst beziehungsweise verzeiht.
3. Schritt: Hast du Schritt 1 und 2 erfolgreich gemeistert, so bist du in die bewusste Entscheidung gegangen, dass du deinen Herzensraum nun öffnen möchtest, um Heilung zu erfahren. Das ist jetzt der richtige Augenblick, dich mit deinem spirituellen Herzen zu verbinden, um mit dem großen Ganzen eins zu werden, mit unserer göttlichen Quelle. Sei dir bewusst, dass du und alle Mitmenschen heilende Fähigkeiten haben, um andere Menschen, aber hauptsächlich in erster Linie dich selbst zu heilen.

Es ist in Studien bewiesen, dass jeder Heiler, bevor er anderen Menschen die Hände auflegt, zuerst sich selbst heilen sollte, da sonst kaum die gleiche Heilenergie von ihm auf andere überfließen kann. Die eigene Heilung ist eine totale Blockadenlösung von Körper, Seele und Geist, dann fließen die Chakren wieder frei und unbelastet, sodass man eine sehr starke Heilkraft entwickelt. Weil dadurch auch die Seelenkraft stärker schwingt und der Geist sich positiv und glücklich daraus entwickelt, kommt man bald in einen Zustand der naheliegenden Erleuchtung.

Natürlich nicht auf die Schnelle, es bedarf viel Geduld und Ausdauer, denn nur in der Verbindung mit unserem spirituellen Herzen können wir inneren Frieden, Liebe, wahre Freiheit und Glückseligkeit erreichen. Unzählige Menschen spüren schon lange diese Sehnsucht danach und die Empathie, sich wieder den Mitmenschen zu öffnen und mit ihnen zu fühlen. Vertraue deswegen deinem spirituellen Herzen, das dich mit seiner Intuition führt und beschützt. Ebenfalls hilft es dir, deine Grenzen jeglicher Art zu erkennen und eine selbstverantwortliche Haltung zu übernehmen. Und wieder ist es das Meditieren, das dir in die authentische Selbstverantwortung hilft und dir, da du beim Meditieren den Verstand ausgeschaltet hast, mit deinem heiligen Raum deines Herzens verbinden hilft.

Mit anderen Worten, es bedarf einfach nur der Stille der Meditation, um sich in unseren energetischen Herzensraum bewegen zu können. Erst wenn wir unser wahres Herzenspotenzial geöffnet haben, können wir bewusster und befreiter fühlen und somit handeln. Denn dann sind wir auch bereit, im Einklang mit unserem Herzen zu leben. Unser spirituelles Herz kennt nur die Verbundenheit mit dem großen Ganzen. Mit dem Verstand hingegen kann man nur ein Getrenntsein erreichen, mit dem Herzen aber kommt man in die absolute Verbindung aller Lebewesen und daher mit der allumfassenden Liebe.

Meditationsübung für Vergebung

Wenn du einen Konflikt mit einer Person oder Situation hast, dann solltest du – wenn möglich am gleichen Abend – in die Auflösung gehen, denn sonst wird es nicht nur dich plagen, sondern auch die negativen energetischen Fäden vom anderen können sich mit dir verbinden. Hier meine Übung dazu:

Setze dich bequem in einen ruhigen Raum, dann gehst du mit oder ohne beruhigende Musik mit geschlossenen Augen in deine Stille, immer mit langsamen Atemzügen, durch die Nase einatmend und durch den Mund ausatmend. Nun verbindest du dich gedanklich mit der Mutter Erde, da sie dir das nötige Mitgefühl sendet, das du für dein Anliegen brauchst. Sei dir aber bewusst, dass du unserer Mutter Erde mit deiner Seelenenergie ebenfalls die gleiche Liebe, dein Mitgefühl zusendest, welches aus deinem Herzen kommt. Mit ihrer Verbindung erreichst du bald die tiefere Ebene.

Dort angelangt – du spürst sie durch die Ruhe, die in dir einkehrt –, bittest du Erzengel Michael, dich von allen negativen Energien und Fäden zu befreien. Beides entsteht aus negativen Gedanken oder den eben beschriebenen Konflikten. Du bittest und bedankst dich auch gleich für die Befreiung.

Danach kannst du noch weitergehen, indem du dir mental eine Lichtacht vorstellst. In die eine Achtrundung stellst du dich hinein und in die andere den Menschen, mit dem du ein Problem hast. Du gibst ihm nun seine ganze Energie mental zurück, die du von ihm genommen hattest, und nimmst aber gleich danach deine Energie von ihm wieder zurück, die du ihm gegeben hattest. Das alles versuchst du in einem Gefühl der Liebe aufzulösen.

Gleich darauf bittest du noch einmal den Erzengel Michael, er möge dir behilflich sein, dass alle negativen Energien um dich herum aufgelöst werden und du mit göttlichem Licht aufgefüllt wirst. Bitte ihn mental mit den folgenden Worten:

Ich verbinde mich mit dir, geliebte Mutter Erde. Ich lasse mein Mitgefühl in die tiefste Erde hineinfließen, um dein innerstes Zentrum zu erreichen. Gleichzeitig bitte ich dich, das Gleiche mit mir zu tun.

Ich danke dir dafür, geliebte Mutter Erde, dass ich nun dank deiner Kraft in meine tiefere Ebene gelangen konnte. Ich bitte dich, geliebter Erzengel Michael, befreie mich von allen negativen Energien und Gedanken und umhülle mich mit göttlichen Licht. Hilf mir bitte, die Lichtacht aufzustellen, um die Person (Namen) und mir die Energien, die wir gemeinsam verbraucht haben, einander wieder zurückzugeben.

Ich bedanke mich bei dir für alles. Nun hülle ich mich erneut in das göttliche Licht ein und löse somit alles Negative in Liebe auf.

Danach verweilst du noch etwas in Ruhe und kommst dann langsam zurück in den Raum auf den Stuhl oder das Bett. Du spürst deine Beine, deine Arme, du spürst deinen Kopf und bewegst ihn langsam hin und her. Dann öffnest du wieder deine Augen.

Nach der Übung solltest du immer ein Glas Wasser trinken und diese sehr wichtige Auflösungsübung wirken lassen. Am besten gehst du dann gleich ins Bett. Wenn nicht, schaue kein Fernsehen mehr oder andere äußeren Einflüsse, die diese Auflösung und somit Heilung beeinflussen könnten. Es ist sogar ratsam, nach Möglichkeit mit beruhigender Musik noch etwas auf dem Balkon zu sitzen und tiefe Atemzüge an der frischen Luft zu nehmen.

Selbstheilung

Ganz sicher ist, dass du nur im Gefühl des Leidens das Leiden aufheben kannst, denn du musst selbst herausfinden, wodurch dein Leiden entstanden ist. Oder du musst dich beraten lassen, falls es zu schwierig für dich ist, oder wenn dir die Kraft fehlt, deine leidvollen Zustände friedvoll zu lösen, um schließlich zur Befreiung zu kommen.

Es gibt drei Bereiche dafür:
Sila – Ethik
Samadhi – Meditation
Prashna – Weisheit und tiefes Verständnis.

Ethik

Wenn du aus einer leidvollen Situation herausfinden möchtest, dann sei dir geraten, es nicht auf dem Buckel eines Unschuldigen zu tätigen. Zum Beispiel beschuldige niemanden, damit du besser dastehst, aber lüge auch nicht für jemanden, nur damit du vor dieser Person gut dastehst.

Meditation

In die Meditation zu gehen, zeigt dir einmal mehr deinen für dich bestimmten Weg, auf dem du begleitet bist von deinen Engeln und geistigen Helfern. Indem du es irgendwann nach einigen Meditationsstunden schaffst, dir alle deine Lebenssituationen vor Augen zu halten und dich zu ändern, wo es Änderungen braucht, wirst du in eine unbeschreibliche Kraft der Bereitschaft kommen. Das gelingt dir aber nur in der Ruhe und wenn du den Verstand für eine Weile ausschalten kannst. Es ist der direkte Weg in deine Selbstheilung, in die Heilung deines Herzens.

Weisheit und tiefes Verständnis

Das hat mit Achtung vor dem Leben, mit Großzügigkeit, sexueller Verantwortung, aufmerksamem Zuhören und liebevollem Sprechen und mit einem achtsamen Umgang mit Konsumgütern zu tun. Stell dir einmal vor, wenn du dich zum Beispiel mit einem Mann einlässt, der sehr ungesund lebt, womöglich trinkt er viel oder nimmt sogar Drogen. Nun schläfst du mehrere Male ungeschützt mit diesem »ungesunden Menschen« und jedes Mal hast du seinen Samenerguss in deinem Unterleib, der aus all diesen oben aufgeführten Substanzen mitbesteht. Was für ein unschönes Gefühl und vor allem welche ungesunde Tatsache in einem entsteht, brauche ich wohl nicht zu beschreiben.

Ich habe dieses Thema auch meinen Töchtern »eingeimpft«, als sie ins Teenageralter kamen. Und ich kann jeder Mutter nur empfehlen, das Gleiche zu tun, denn es bleibt bei den Mädchen hängen, ob sie es zugeben oder nicht. Du bist, was du isst, ist auch ein stimmiger Satz aus dem Volksmund. Isst jemand zum Beispiel nur rohen Fisch oder täglich scharfe Gewürze, dann dringt das aus seinen Poren nach außen, wie auch ein starker Raucher oft riecht wie ein kalter Aschenbecher. Es ist einfach so und man kann diese Tatsache nur ändern, wenn man achtsam wird. Achtsamkeitsübungen sind ethische Wegweiser und Grundlagen, die für unser Leben gedacht sind. Sie sind der Pfad für unseren spirituellen Weg.

Meditationsübung für die eigene oder eine Fernheilung

Gehe wieder in den gleichen Schritten wie vorher schon beschrieben in deine Stille. Stell dir vor, wie du langsam dein Kronenchakra, das sich oben in der Mitte deines Kopfes befindet, öffnest und lass die göttliche Heillichtenergie langsam in deinen Kopf und dein Gesicht hineinfließen, dann weiter in den Rücken und vorne in den Brustraum, links und rechts die Arme hinunterfließend, in die Hände und bis in die Fingerspitzen. Dann soll sie weiter fließen in dein Gesäß und vorne in den Bauch, hinten und vorne hinunter in deine Ober- und Unterschenkel, in die Füße, bis in die Zehenspitzen.

Nun bist du dir bewusst, dass dieses wunderbare, heilende göttliche Licht durch deinen ganzen Körper schwingt. In jedes einzelne Organ, bis in den tiefsten Kern deiner Zellen. Ebenfalls heilend durch alle deine Blutbahnen. Lass es ruhig einen Moment durch dich hindurchfließen.

Dann sendest du dieses wunderbare Heillicht weiter in alle vier Ecken deines Raumes, in dem du dich gerade befindest. Danach fokussierst du dich mental auf die kranke Person, die Heilung braucht. Nun sendest du ihr ganz viel heilende Lichtenergie, indem du dir vorstellst, dass dieses Licht genauso durch deren Körper (durch das Kronenchakra etc.) fließt wie bei dir. Dadurch, dass du zuerst bei dir das göttliche Licht hast hindurchfließen lassen, hast du mehr Bereitschaft und Power kreiert, um es nun auch zu anderen Personen fließen zu lassen. Da alles hier in unserem Dasein Energie ist, schaffst du es dann auch mühelos, jemandem heilende Energie zu senden.

Nachdem du das vollbracht hast, gehe wieder die gleichen Schritte zurück auf deinen Stuhl oder Bett, spüre deine Beine etc. Auch hier ist es ratsam, nicht gleich wieder äußere Einflüsse wie TV oder Menschenmengen auf sich zu nehmen. Es hat alles immer mit der Wirkung zu tun. Desto länger man in der Ruhe bleibt, desto besser funktioniert das Fließen der Heilenergie. Schickt man einer geliebten kranken Person täglich eine gewisse Zeit diese Art von Fernheilung, kann man eine unwahrscheinlich gute Mithilfe zur Heilung dieser Person erreichen.

Lichtmeditation für dich und die Welt

Diese Meditation, die übrigens die Beste ist, um zur Heilung unserer Mutter Erde beizutragen, hat denselben Anfang wie die Heilungsmeditation. Wir lassen immer zuerst durch unser Kronenchakra die göttliche Heillichtenergie in uns fließen und danach durch alle Organe etc.

Wenn du das heilende Licht in deinen Raum, in dem du dich befindest, gesendet hast, gehst du mental aus dem Raum hinaus und sendest das heilende Licht in das ganze Haus, danach in den Ort. Du stellst dir bildlich vor, dass das göttliche Licht weiter in den Ort fließt, in den ganzen Kanton und in das ganze Land, in dem du dich gerade befindest. Dann fließt es weiter in alle umliegenden Länder. Weiter geht es in die ärmsten Länder in Europa wie Rumänien und Bulgarien etc. Danach nach Übersee auf die andere Seite der Erde. Dann füllst du mental den ganzen Kontinent Afrika mit speziell viel fließendem heilendem Licht, vor allem nach Äthiopien zu den hungernden Menschen. Danach stellst du dir vor, wie du das heilende Licht in den hintersten Winkel des Planeten Erde fließen lässt. Und zuletzt fließt es noch in die tiefsten Ebenen der Mutter Erde.

Mit tiefem Mitgefühl danken wir ihr jedes Mal für ihre Schönheit, die sie uns gibt, ihre Heilkraft für guten Sauerstoff und Energie für unser Existieren. So sende ihr mental ebenfalls dieses göttliche Heillicht mit der Absicht, dass auch sie mehr in ihre Heilung kommt und uns somit weniger Stürme und Erdbeben bescheren muss, weil sie wieder mehr in Balance kommt.

Wenn du diese Heilung vollbracht hast, sende zuletzt noch die göttliche Heillichtenergie aus unserem Planeten Erde hinaus ins Universum. Es sollen alle Planeten mit dem göttlichen Licht aufgefüllt werden. Indem du diesen Zustand der Ganzheit einen Moment für dich genießt, erkenne, dass du nun mit allem eins bist. Mache es dir bewusst, dieses wunderbare Gefühl.

Nach einer Weile kehrst du auf unseren Planeten zurück, zurück von Übersee nach Europa, zurück in dein Land, deinen Ort, dein Haus, deinen Raum, auf deinen Stuhl oder Bett zurück. Du spürst wieder deine Beine, deine Arme, deinen Kopf, den du leicht hin und her bewegst. Dann öffnest du langsam wieder die Augen. Du kannst dir kaum vorstellen, was du eben für eine Lichtarbeit getätigt hast. Indem du zuerst das heilende Licht durch deinen Körper hast fließen lassen, hast du dich schon mit der göttlichen Quelle innigst verbunden. Danach hast du dich mit deiner eben erlangten lichtvollen Bereitschaft mit der ganzen Erde, daher mit der ganzen Menschheit verbunden und ihr, der Mutter Erde und dem ganzen Universum, Heilung gesendet und somit gespendet. Sei dir bewusst, dass du nun ein Lichtarbeiter bist, die es dringend zur Heilung unserer jetzigen Weltlage braucht.

In die Selbstliebe kommen

Für mich persönlich als mediale Beraterin ist es wichtig, meinen Kunden, Meditations- und Seminarteilnehmern vor allem eines beizubringen: wie sie in ihre Selbstliebe kommen. Ohne diese Bereitschaft, die bei meinen Seminaren speziell an erster Stelle kommt, kann man keine gute Verbindung zu seinem höheren Selbst aufbauen. Sich und allen anderen zu verzeihen, ist der erste Schritt, danach kommt die von mir geführte Herzensöffnung, Herzschmerzbefreiung und Herzensneuausrichtung. Ganz und gar befreit in die tieferen Ebenen deines Seins zu gelangen, ist mit sehr vielen Emotionen verbunden, aber es ist der absolute Weg in deine innere Befreiung und somit zu deinem ganz persönlichen Seelenglück.

Natürlich ist dieser energetisch reinigende Vorgang ein Prozess, der nicht innerhalb einer Stunde vollbracht ist. So möchte ich dir hier eine Übung vorschlagen, die dir auf deinem heilenden Weg – zum Beispiel nach einem Seminar bei mir: Heile dein Herz – weiterhilft, immer schön in der Energie der Selbstheilung zu bleiben. Du kannst sie täglich verrichten, am besten morgens, vor dem Aufstehen.

Selbstheilungsmeditation

Gehe wieder in deine Stille wie bei allen Meditationsübungen, öffne dein Kronenchakra in der Mitte deines Kopfes und lass ganz sachte die göttliche Heillichtenergie hineinfließen. Während diesem Lichtprozess gehe in dieses Gefühl hinein, denn es ist die universelle Liebe, die damit durch dich hindurchfließt. Spüre, wie du aufgefüllt wirst, und erkenne dabei, dass alles, wie es jetzt in deinem Leben ist, genau richtig ist. Es ist alles Ursache, die man, einmal erkannt, auflösen kann.

Übergib alle deine Themen, die dich beschäftigen, in dieses göttliche heilende Licht, lass es sich mental einfach ins Nichts auflösen, alle schlechten Gedanken und Gefühle, gib sie einfach hin und verabschiede dich von ihnen.

Nun gehe mental in dein Herzzentrum und spüre dort, wie deine Heilung zu wirken beginnt. Spüre die Leichtigkeit und Freude, die anstelle der Schwere einkehrt. Nimm es einfach hin, spielerisch, als Geschenk Gottes. Bade dich mental in dem Licht, indem du dir vorstellst, dass dieses göttliche Heillicht wie eine Dusche über dich kommt. Fühle, dass alles für dich gut wird und dein Herzensraum wieder das wunderbare Zuhause für deine Seele wird.

Es ist das Licht der Liebe, aus der du ursprünglich stammst. Trage diese Erkenntnis nun in deinem Herzen und tauche wann immer du kannst, erneut in diesen wunderbar heilenden Zustand ein, bis du dieses heilende Licht so stark in dir manifestiert hast, dass es von innen aus dir heraus zu strahlen beginnt.

Bist du einmal so weit gekommen, dass du fast süchtig darauf bist, dich in deinen ruhigen Raum zurückzuziehen, dann hat dein fortgeschrittener innerer Heilungsprozess bereits begonnen. Du darfst jetzt deine Familie damit anstecken und sie ebenfalls mit dieser powervollen Energie umhüllen.

Heilung heißt auch: möglichst ohne Plastik leben

Plastik ist eine große Plage für die Umwelt geworden. Wie du sicherlich weißt, bestehen 70 Prozent der Erde aus Wasser. Die drei größten Weltmeere sind der Atlantische, der Indische und der Pazifische Ozean. Sie sind durch Meeresströmungen miteinander verbunden und ständig in Bewegung. Bereits vor über 20 Jahren stellte man fest, dass es sehr viel Plastikmüll in den Meeren gab. Heute befinden wir uns beziehungsweise unsere Meere in einem alarmierenden Zustand. Draußen auf den Meeren – egal auf welchem – treiben inzwischen etliche riesige Plastikmüllinseln. Erschreckend vor allem, da Plastik nur schwer abbaubar ist, es sich eher in mikroskopisch kleine Teile zerreibt und dann in unserer Nahrung landen kann.

So trage ich auch zur Heilung der Welt und von uns selbst bei, wenn ich meinen Abfall gut trenne, versuche auf Plastik, wo es geht, zu verzichten und bewusster lebe. Sehe ich einen Papierfetzen auf dem Boden liegen, bin ich mir nicht zu schade, mich zu bücken, um ihn aufzuheben. Bewusst und achtsam durchs Leben zu gehen, bedeutet, dass ich mir täglich vor Augen führe, dass wir mit allem eins sind, weil wir alle, egal welcher Spezies wir angehören, aus der gleichen göttlichen Quelle stammen. Daher ist es enorm wichtig, dass wir uns mehr über uns bewusst werden und unsere verschiedenen Körper kennen, als nur den visuellen Körper wahrzunehmen.

Ayurveda

Auch zu Ayurveda gibt es etliche Bücher, daher beschränke ich mich hier auf meine Erfahrungen. Bereits auf meiner ganzen Reise – dem Weg von Nord- nach Südindien – freute ich mich wie ein kleines Kind auf meine zweite Ayurveda-Kur. Die letzte war noch kein Jahr her und baute mein Immunsystem derart auf, das ich in einen Gesundheitszustand gelangte, den ich schon seit Jahren nicht mehr kannte. Ich war eigentlich ein gesunder Mensch, bis mich eben jemand mit Darmgrippe oder Erkältungssymptomen ansteckte. Aber nach dieser zweiten Ayurveda-Kur möchte ich dir sagen, bin ich im ganzen Winter darauf, obwohl ich mit etlichen kranken Leuten in Verbindung gekommen bin, ohne auch nur ein bisschen Halsschmerzen davongekommen. Unglaublich, und meine Energie ließ mich mehr arbeiten als die 20 Jahre davor. Das Schöne daran war, sie nahm und nahm nicht ab und ist mir bis heute erhalten geblieben. Obendrein hat sich meine Wahrnehmung über das dritte Auge während meiner beiden Ayurveda-Kuren extrem weiterentwickelt beziehungsweise geöffnet.

Einer meiner medialen Lehrer erklärte es mir auf einfache Weise. Man geht bei einer dieser Ayurveda-Kuren alle Stufen einer Ganzheits-Kur durch, das bedeutet, runterfahren, entgiften, entschlacken, Darmreinigung. Das Gift in unserem Körper wird über die Körperporen durch spezielle Massagen beziehungsweise mit Kräuterstempeln entsorgt. Mit auf den Kunden abgestimmten warmen Kräuterölen wird gegen Schmerzen wie Arthritis, Rheuma und viele andere massiert, sowie durch die ayurvedische Ernährung, mit vielen heilenden Kräutern, die bereits als Gewürze ins gesunde Essen gestreut werden. Auch viele Kräutertees und Tropfen werden dem Kunden speziell abgestimmt verschrieben.

Toll fand ich, dass der Stoffwechsel derartig angeregt wurde, dass ich noch weitere drei bis vier Wochen danach an Gewicht abnahm, obwohl ich wieder in der Schweiz zu meiner normalen Ernährung zurückgekehrt war. Genussmittel wie Kaffee oder Milchprodukte, Brot, Fleisch und Süßigkeiten existieren in der Ayurveda-Entgiftungs- und Entschlackungskur nicht. Es ist in jedem Fall eine Entsäuerungskur, die unseren Körper aus dem Innersten heraus reinigt und befreit. Nach allen diesen Stadien bekommst du am Ende noch einen Stirnguss mit warmem Öl genau auf die Mitte der Stirn. Das nennt sich »Shirodhara«, damit werden deine Sinne verfeinert und somit dein drittes Auge »entkalkt«.

Ich spürte nach der Ayurveda-Kur eine noch tiefere Wahrnehmung über mein drittes Auge, weil ich, ohne mich vorher groß mit meinem Spirit zu verbinden, besser spüren konnte, was den Menschen, der gerade neben mir oder vor mir stand, als Hauptthema im Moment bewegt. Diese wunderbare Stimmung und somit Schwingung, die man speziell in Kerala, in Südindien, aber vor allem stark in den Ayurvedaresorts empfindet und die noch verinnerlicht wird durch Yoga, das täglich zu der Kur angeboten wird, lässt einen ein Gefühl entwickeln, dass unsere Seele sich richtig baumeln lässt und dass man sich einfach rundum wohlfühlt. In Körper, Geist und Seele. Es gibt nur einen Tag, an dem alte Themen heraufkommen, die aufgelöst werden wollen. Das gehört einfach zum Heilungsprozess, die Ayurveda-Ärzte wissen davon und stehen einem mitfühlend zur Seite. Es hört sich alles so märchenhaft an und ist auch im Gefühl märchenhaft, deswegen möchte ich dich bitten, unbedingt die nächsten Zeilen zu lesen, um einen kleinen Eindruck von der Philosophie von Ayurveda und Yoga zu bekommen.

Die Philosophie von Ayurveda und Yoga

Ayurveda ist die über fünftausend Jahre alte vedische »Wissenschaft des Lebens«, die traditionelle Naturheilkunde Indiens. Sie ist die medizinische Seite der yogischen Systeme des indischen Subkontinents, ähnlich wie Yoga, Tantra und die Philosophie des Buddhismus. Heutzutage steht Ayurveda ganz vorn, und zwar weltweit unter den ganzheitlichen medizinischen Systemen. Auch einige Ärzte empfehlen mittlerweile Ayurveda-Kuren zur Unterstützung im Heilungsprozess. Sie dient wirklich seit Längerem schon als Schlüssel zur Medizin der Zukunft.

Ayurveda ist der Teil der Wissenschaft, der sich mit der Heilung von Körper und Geist auseinandersetzt. Yoga ist dabei der spirituelle Aspekt des Ayurveda, während Ayurveda den therapeutischen Aspekt des Yoga ausmacht. Yoga ist sehr viel mehr als »Asanas« (Körperstellungen), mit denen es im Westen bekannt, aber auch beliebt geworden ist.

Yoga ist in der ursprünglichen Intention eine Wissenschaft der spirituellen Entwicklung, die nach der Selbstverwirklichung strebt, nämlich der Entdeckung »unserer wahren Natur«, die außerhalb von Zeit und Raum steht (unserem Seelenplan.) Dieser Prozess wird durch die Gesundhaltung des Körpers und des Geistes gefördert.

Im Ayurveda werden yogische Methoden wie die wichtigen Körperstellungen und Atemübungen angeboten beziehungsweise angewendet, um psychische und körperliche Probleme zu heilen. Ayurveda und Yoga waren ursprünglich vor langer Zeit eine einzige Heilphilosophie zusammen mit der Meditation.

Vata, Pitta und Kapha

Wenn wir uns die Menschen um uns herum anschauen, stellen wir fest, dass sie alle sehr verschieden sind. Jeder von uns ist sehr unterschiedlich in körperlicher und in geistiger Hinsicht. Jeder hat eine eigene Konstitution (eigene DNA), die ihn von anderen Personen unterscheidet. Die Gestalt und die Größe, das Temperament und der Charakter der einzelnen Menschen weisen enorme Variationen auf, die einen Einfluss auf unsere Verfassung und Gesundheit haben. In der Ayurveda-Medizin gibt es deshalb drei verschiedene konstitutionelle Typen gemäß der drei biologischen Temperamente, die die Wurzel unseres physischen Lebens sind. Sie werden im Sanskrit Vata, Pitta und Kapha genannt, was übersetzt heißt: die drei Elemente, Luft, Feuer und Wasser.

Ein Ayurveda-Arzt wird bei deinem ersten Besuch sofort feststellen, welchem Typ du angehörst, und genau da fängt deine spezifische Kur auf dich abgestimmt an. Natürlich sollst du auch deine Wünsche wie Gewichtsabnahme oder Entschlackung äußern, aber trage als Erstes unbedingt deine wichtigsten Beschwerden vor, das kann auch schlechtes Sehen sein. Bei meiner zweiten Ayurveda-Behandlung wünschte ich mir eine Behandlung meiner Augen, da ich ohne Brille absolut nichts mehr lesen konnte. Ich wurde zwölf Tage lang täglich mit Kräutertropfen in beiden Augen therapiert. Als ich nach Hause kam, brauchte ich genau für einen Monat keine meiner Lesebrillen mehr und verlegte diese derart, dass ich mir eine Ersatzbrille zulegen musste. Es war für mich eine spezielle und schöne Erfahrung neben den anderen so heilenden Entwicklungen meines Körpers (wie Rücken- und Schulterschmerzen sowie den Magen- und Darmproblemen).

Natürlich gibt es bei uns in Europa ebensolche Ayurveda-Resorts mit den gleichen Therapien, aber außer dass sie viel teurer sind, können sie dir nie diese Echtheit der spirituellen und erholenden Energie bieten wie im Ayurveda-Ursprungsland Indien. Auch kommt man so weit weg von zu Hause viel weniger in Versuchung, europäische Genussmittel zu konsumieren. Ich finde schlichtweg, Kerala ist der beste Ort aller Orte für körperliche und seelische Heilung. Da ich dich ja auf deinem Weg in deine innere Heilung begleite, erzähle ich es dir hier, weil es meine eigene Heilerfahrung war, die ich in diesem spirituell ausgerichteten Land erleben durfte.

Achtsam mit sich sein

Jetzt hast du beim Lesen über die Philosophie von Ayurveda und Yoga eine weitere Bewusstseinsveränderung gemacht. Ich mache dich hier achtsam darauf aufmerksam, denn es ist sehr wichtig, dass du dir eine Veränderung und somit Motivation vornimmst. Ohne Bewusstseinsvertiefung kommt man nicht in die eigene Heilung und die ist ja vielschichtig. Fangen wir damit an, dass man an erster Stelle aus diesem von Menschen gemachten Schema der Bedeutsamkeit herausfinden muss. Es immer allen recht machen zu wollen, erzeugt im Einzelnen einen ungeheuren psychischen Druck. Bedeutend zu sein oder gar eine Berühmtheit, kostet viel Energie, egal wer du sein willst und wohin du gehen willst, deine Haltung steuert dein Verhalten.

Wirst du achtsam und hörst respektive fühlst in dich hinein oder schreibst auf, was dir Spaß macht und was dein Talent sein könnte, so begibst du dich achtsam mit dir selbst in deine eigene Resonanz. Deine Haltung verändert sich zu deinem eigenen Vorteil. Dazu kommt die Liebe zu deinem Körper (dem Werkzeug der Seele oder dem Haus der Seele). Gesunde Ernährung bedeutet schon achtsam mit seinem Verdauungssystem umzugehen. Noch tiefer in die Materie Ernährung einzutauchen, sich zum Beispiel genauer zu überlegen, was in einem Tier passiert, das vor dem Schlachthof in der Reihe steht, um geschlachtet zu werden. Das seine Artgenossen schrill vor Schmerzen schreien hört und deswegen aus der großen Angst, was ihn wohl dort drinnen erwarten wird, eine übergroße Menge Angst gleich Adrenalin produziert, das wiederum in seinem Fleisch als Energie verhaftet bleibt und vom Menschen als Steak oder andere Fleischangebote gegessen wird. Mit dem Stück Fleisch isst du auch gleich das Angstadrenalin. Man hat wissenschaftliche Untersuchungen durchgeführt, bei denen man feststellte, dass viele depressiv verstimmte Menschen jahrelange konstante Fleischesser waren. Das hat für mich Sinn, wenn man bedenkt, dass auch viele Fleischesser immun gegen Antibiotika geworden sind, weil sie jahrelang Fleisch verzehrten von Kühen, die mit Antibiotikazusätzen gefüttert wurden, um bakteriellen Krankheiten vorzubeugen.

Oder weißt du, dass mehr als die Hälfte des Getreides weltweit mittlerweile an Tiere verfüttert wird und es jährlich mehr und mehr wird, um die Nachfrage der Menschen nach Fleisch zu befriedigen? Es aber in der dritten Welt immer mehr an Nahrung mangelt? Ich persönlich bin keine Vegetarierin, noch nicht, aber ich lebe einfach sehr bewusst und überlegend, was ich meinen Organen, wie der Leber, Niere und dem Herzen, antue, wenn ich nicht in der Achtsamkeit bleibe. Ich denke schon jetzt daran, dass Zivilkrankheiten in meinem Leben keinen Platz haben. Ausreden wie »Wenn ich mal Krebs bekomme, ist das bedingt durch meine Gene, weil meine ganze Familie schon Krebs hatte« sollten nicht existieren, denn Gene hin oder her, lebst du gesund und positiv denkend, dann ist dein Immunsystem so stark, dass du es schaffst, degenerierte Zellen wieder zu reparieren. Ein gesunder Körper schafft einen gesunden Geist.

Isst man morgens ein wertvolles Frühstück, mittags warm und genug und abends sehr früh und leicht, schläft es sich so viel besser und tiefer. Somit ruht unser Geist viel besser und dankt es dir mit Harmonie und Ausgeglichenheit. Viel in die Natur hinausgehen und richtig tief durchatmen schafft genug Sauerstoff in der Blutbahn und erzeugt mehr Lebensenergie. Es ist eigentlich so wenig, was man beachten muss, und trotzdem kostet es uns so viel Überwindung. Die Tatsache, dass man im Kopf bereit sein muss, sich auf den Weg zu sich selbst zu machen, kann einem nur helfen, wenn man bedenkt, dass man im Herzen schon immer bereit war und ist.

Unser Karma

Jeder Mensch auf unserer Erde hat in irgendeiner Form schon dieses Wort gehört oder sogar gebraucht. Obwohl sich nicht jedermann mit seinem Karma befasst, sagt man öfter mal: »Oh, jetzt habe ich aber schlechtes Karma geschaffen, weil ich so böse mit dieser oder jenem war.« Oder bei einer Strafe sagt man auch gern: »Oh, der hat jetzt ein schlimmes Karma eingefangen, weil er sich in der Vergangenheit so schändlich benommen hat« etc. Es zeigt auf jeden Fall, dass Karma ein häufiges Thema ist, obwohl man nicht unbedingt die Hintergründe darüber kennt.

Das Wort Karma stammt aus dem Sanskrit und bedeutet übersetzt: das Gesetz von Ursache und Wirkung. Wir sollten uns bewusst sein oder werden, dass wir in diese Welt geboren werden, um unser Karma abzuarbeiten und dass wir diese Welt hoffentlich besser verlassen, als wir sie betreten haben. Wir alle sind im Vergessen geboren worden, damit wir unserer Seelenarbeit, das Karma aufzuarbeiten, nicht im Wege stehen. Natürlich hat jeder Mensch einen freien Willen und die göttliche Quelle überlässt es uns, wie wir von unserem freien Willen Gebrauch machen. Es ist also ganz allein dir überlassen, wie viel Karma du mit deinen Gedanken, Worten und Handlungen entweder aufbaust oder auflöst. Unser inneres Wissen respektive unser Seelenplan, wie wir durch unser Leben gehen wollen, ist mit unserem Karma verknüpft. Fortwährend kreieren wir unsere Zukunft über unsere Schwingungsqualität und ziehen somit energetisch das in unser Leben, was genauso schwingt wie wir selbst.

Damit liegt es in deiner ganz persönlichen Verantwortung, auf deine Schwingungsqualität zu achten, damit du positives und nicht negatives Karma auslöst. Sicher hast du schon gehört, dass wir zum Bespiel genau den Menschen (Partner) anziehen, den wir verdient haben. Selbst wenn dieser Partner voller negativer Strukturen steckt? Kann diese Tatsache wirklich wahr sein, dass wir das verdient haben sollen? Die ganz realistische Antwort darauf: Ja, wenn das passiert, ist das nur dafür gedacht, dass uns vor Augen geführt wird, was wir unbedingt noch auflösen müssen, damit wir in die höheren Schwingungen aufsteigen können. Damit innere Heilung erreicht wird, durch Auflösung negativer Strukturen, die sich in uns als vergangene Erfahrung abgespeichert hat. Egal ob wir diese Erfahrungen mit Personen, Gefühlen oder Handlungsweisen gemacht haben. Du darfst daher speziell für jede negative Person in deinem Leben dankbar sein, da sie dir wie ein Spiegel aufzeigt, woran du arbeiten musst.

Die moderne Physik hat längst erkannt, dass alles, was existiert, aus Energie besteht. Es liegt in der Natur der Energie, dass sie schwingt. Jede Form von Energie schwingt unterschiedlich. Damit schwingen schon die Gedanken jedes einzelnen Menschen, das bedeutet, so unterschiedlich wie wir sind, stehen wir ständig in einem energetischen Austausch miteinander. Daher kommt auch das Bewusstsein, dass man mit dem einen, dessen Schwingung unserem gleicht, sofort warm wird und sich wohlfühlt und andere einem von Anfang an fremd sind oder gar unsympathisch wirken. Sei dir bewusst, was du denkst, denn es wird in deiner Zukunft sichtbar und erlebbar.

Karma und energetische Schwingung bilden die Verbindung zwischen deinem Leben und dem Jenseits. Die Magie, die vom Karma ausgeht, kann von keinem Verstand ergründet werden. Es ist wie mit der Liebe – man kann niemals einen Partner mit den gleichen positiven Schwingungen treffen, das bedeutet, glücklich werden, wenn unser schlechtes Karma noch zu stark präsent ist und vorher aufgelöst werden will. Erst wenn sich unsere geheilte Schwingung erhöht, werden wir den passenden positiven Partner treffen. Wenn man also denkt, man müsse zuerst Erfahrungen im Leben sammeln, bevor man wisse, was man wolle und was nicht, kann man das nicht auf jeden Menschen übertragen, denn die einen treffen ihre große Liebe schon sehr jung, während andere manchmal erst 50 Jahre oder älter werden müssen, bis sie ihre wahre Liebe finden. Einfach gesagt, hat der eine Mensch mehr Karma aufzulösen als der andere.

Damit du dein Karma noch besser erkennst, bevor du ignorierend in sehr traurige Verstrickungen gelangst, gibt es nur einen Weg: Gehe in die Meditation und bitte die göttliche Quelle, dich durch die traurige Situation liebevoll hindurchzubegleiten. Beten und Vertrauen sind deine Wegbegleiter? Dann hast du nichts zu befürchten, glaube es mir aus meiner persönlichen Erfahrung.

Das Sterben

Du, ich, jeder hat ein Recht, seinen persönlichen Tod zu sterben. So wie es uns zusteht, in Würde zu leben. Es ist daher auch klar, dass du einen entscheidenden Einfluss darauf hast, mit mehr Achtsamkeit auch mehr Verständnis für das Sterben und den Tod zu bekommen. Der Tod lässt sich, einmal hier auf Erden inkarniert und im Verstand lebend, nicht bestimmen und erahnen. Aber du kannst entscheiden, ob du dann gelassen bist oder dich sogar dagegen wehrst. Eines ist jedoch sicher, je eher du das Sterbenmüssen zu einem Teil deines Lebens werden lässt, desto eher wird dein Sterben persönlich werden und dir und deinem Leben angemessen. Durch Achtsamkeit lernst du zu allen für dich wichtigen Lebensthemen (Talente, Berufung, Eigenliebe und Sterben) einen Bezug zu finden. Findest du diesen nicht, zum Beispiel durch Ignoranz und Resignation, dann erscheinen sie dir am Ende deines Erdenlebens wie ein unbezwingbarer Berg.

Wer oder was gibt uns den Impuls, zum Beginn unseres Erdenlebens zu atmen? Das Herz ist kein »Perpetuum Mobile«. Was gibt den Anlass, den Lebensimpuls wieder hinausfließen zu lassen, und wo bleibt das, was uns den Lebensimpuls gab? Wer entscheidet, wann der Zeitpunkt der Geburt sein wird? Diese gleiche Kraft legt auch den Moment fest, in dem die körperliche Hülle verlassen wird. Das ist kein Fatalismus, sondern Anerkenntnis einer übergeordneten Kraft, mit der du/wir in ständiger Verbindung bist/sind. Diese Kraft ist dein höheres Selbst, das von der göttlichen Quelle den schöpferischen Impuls empfängt. Auch wenn du diese Wahrheit nicht sichtlich in den Händen hältst, so sei dir gewiss, du bist auf dem Weg, zu den Wurzeln deines wahren Seins zurückzufinden. Als Mensch bist du ein geistiges Wesen. Du kommst an dieser Feststellung nicht vorbei. Das, was dir als Menschsein auf Erden erscheint, sind Auswirkungen deiner inneren Persönlichkeitsstruktur, die nicht immer von dir bewusst, das heißt von deinem Tagesbewusstsein gesteuert werden. Du lebst nach zwei Seiten hin: eine geistige und eine materielle Seite, nach außen und nach innen. Dessen wirst du dir aber oft nicht bewusst, da du zu sehr mit dem Irdischen beschäftigt und identifiziert bist. Erst mit einer Bewusstseinsveränderung bemerkst du dein Tun und erkennst, dass du dich auf dein inneres Wesen ausrichten sollst.

Dann erkennst du auch den Sinn, warum du genau als diese Person, die du bist, hier geboren wurdest, denn in dir ruht ein Teil, der die Schöpfung mitträgt. Du bist keinen kosmischen Kräften ausgeliefert, die kosmischen Kräfte tragen dich. Ohne die kannst du nicht existieren. In jedem Menschen ruht ein Teil des absoluten Seins, der unendlichen göttlichen Quelle. Es führt kein Weg zu Gott und zu seinem Verständnis als nur über dich selbst. Der Weg dorthin ist immer das Gebet und die Meditation, losgelöst von weltlichen Kriterien (den Verstand ausschalten). So setzt sich eine Kraft frei, die dich eins werden lässt mit dem einen. Die gesamte Menschheitsgeschichte, die des Universums, die der Schöpfung, genannt die Akasha-Chronik, liegt in dir verborgen. Durch dein Menschsein drücken sich Endlichkeit und Unendlichkeit, Sterblichkeit und Unsterblichkeit, Bedingtheit und Unbedingtheit aus. Das Licht kam in die Finsternis und durch deine Lichterkenntnis wirst du zum Leuchtenden in der materiellen schattigen Welt.

Im Jenseits weiterleben

Ein Thema, mit dem ich mich in dem Moment anfing pausenlos zu beschäftigen, als mein über alles geliebter Mann, Steve Lee, innerhalb von Sekunden hinter mir stehend starb und mir mit seinem von einer Harley erschlagenen Körper mein Leben rettete, indem er auf mich fiel. In meinem ersten Buch *Mein Leben mit Steve* kann man die ganze Geschichte nachlesen. Obwohl es jetzt sieben Jahre her sind, kann und werde ich dieses Ereignis nie vergessen. Ich sah, wie ein kleines grell leuchtendes Kügelchen aus seinem Kopf herausflog, direkt Richtung Himmel, und ich wusste ohne Worte und vor allem ohne dabei zu denken, dass dies die Seele von Steve war. Auch sah ich, wie dieses Kügelchen nochmals in den Körper zurückflog, als eine Amerikanerin, die im Irak als Sanitäterin gearbeitet hatte, und die uns auf der Straße liegend fand, kam, anfing, Steves Herz stark zu massieren und ihn von Mund zu Mund zu beatmen, um ihn wiederzubeleben. Das Kügelchen flog aber innerhalb von Sekunden erneut in die Höhe und kam nicht mehr zurück.

Heute, nach meinen langjährigen Nachforschungen, weiß ich, das Steve sich genau dort entscheiden konnte, ob er in einem total kaputten Körper noch weiterleben wollte oder seiner Entscheidung vor der Inkarnation, dass er mit 47 Jahren seinen Seelenplan gelebt hatte, folgend, das irdische Dasein beenden wollte, um hinüberzugehen. Er entschied sich für das Zweite und ich konnte es nur zu gut verstehen. Er war mit Leib und Seele ein berühmter gut aussehender Rocksänger, der mit seinem Charisma Hunderttausende Menschen zu seiner Lebenszeit im Herzen berührt hat. Er wollte, dass man ihn genau so in Erinnerung behielt.

Nach seinem Tod ist er mir visuell viermal erschienen, dreimal in seinem weißen Lieblingshemd, immer lachend, glücklich und Witze machend, und einmal auf einer Harley, er gab mir einen Kuss auf die Backe und sagte: »Hallo meine Süße, ich schaue schnell bei dir vorbei.« Dann nahm er mich hinten auf die Harley und wir fuhren wie durch die Luft. Mein Herz zersprang fast vor Glück. Wie übrigens die anderen drei Male auch. Diese Momente dauerten bestimmt weniger als 30 Sekunden, aber hielten wochenlang mein Wohlbefinden auf höchstem Niveau.

Die Tatsache, dass er jedes Mal so glücklich und gelöst war, machte mich neugierig. Im irdischen Leben war Steve, obwohl sehr humorvoll, nicht immer so positiv. Er stand als Frontmann einer sehr gefragten Rockband dauernd unter psychischem Druck, nicht krank zu werden, oder dass er der immer größer werdenden Konkurrenz, als über 40 Jahre alter Musiker, noch die Stange halten konnte. So stellte ich schon bald fest, dass wir es hier im irdischen Leben, in der Dualität, viel schwerer haben, uns zu behaupten und vor allem alle unsere Themen, die wir mitgebracht haben, zu erkennen und aufzulösen (siehe Karma). Mit kurzen Worten, wir kommen hier auf die Erde, um an unserer Seelenreife zu arbeiten, und drüben dürfen wir uns dann wieder erholen, bis wir wieder fähig und bereit sind, ein nächstes Erdenleben anzutreten und zu meistern. Ich glaube fest, dass wir unsere Eltern drüben selbst aussuchen, damit wir schon in jüngsten Jahren sehr viel Karma aufarbeiten können.

Haben wir eine schlechte Kindheit hinter uns, so sollten wir uns als Erwachsener darauf besinnen, unseren Eltern und Geschwistern alles zu verzeihen. Auf Seelenebene haben sie sich und wir uns natürlich ebenfalls zur Verfügung gestellt, um aufzulösen, was die Seele zum Weiterkommen brauchte. Das hat alles mit Karmas aus unzähligen vorangegangenen Leben zu tun.

Meine Verstorbenen

Wer denkt, unsere Liebsten, die schon hinübergegangen sind, sind nun dort und nicht mehr in unserer Nähe, der täuscht sich gewaltig. Ich erzähle dir gern ein paar Episoden.

Steve Lee

Zweieinhalb Monate nach Steves Tod in Amerika reiste ich wieder hinüber und landete auf demselben Flughafen in Los Angelos wie vor drei Monaten. Ich nahm gerade mein Gepäck vom Rollband, als ich die Energie von Steve hinter mir spürte. Ich schmunzelte leicht und sagte ihm in Gedanken: »Aha, begleitest du mich durch unsere Lieblingsstadt.« So stark, wie ich seine Energie spürte, die mir immer Herzklopfen verursacht, so nahm auch ein extrem sensibles Gerät eines Polizisten, der mit seinem Schäferhund direkt hinter mir lief, Steves Energie wahr, denn es fing sofort an anzuschlagen und zu summen wie verrückt. Gleich standen vier Polizisten mit der Schusswaffe bereit vor mir: »Please follow the blue line«, hieß es in scharfem Ton.

Ich blieb ganz ruhig, ich hatte ja nichts zu verbergen. Ich teilte nur Steve telepathisch mit, dass es besser sei, er würde sich von mir entfernen. In einer Umkleidekabine wurde ich von einer Polizistin untersucht und musste mich bis zu meiner Unterwäsche ausziehen. Sie fühlte mich mit dem genauen Gerät von Kopf bis Fuß ab und mich wieder ankleidend wurde ich nochmals vor allen Polizisten mit dem Sensor abgesucht, aber nichts geschah. Ich wusste zu 100 Prozent, dass das Gerät vorher die Seele von Steve wahrgenommen hatte, weil es extrem sensibel austariert war. So murmelten die Polizisten irgendetwas Unverständliches und gingen bis auf einen. Dieser eine – halb Indianer und halb Amerikaner – fragte mich, warum ich zwei so große Koffer bei mir hätte. Ich erklärte ihm freundlich, dass der eine voll mit Kindernahrung, Kleidern und Spielsachen für den Navajo-Stamm sei. Er dürfe gern hineinschauen. Schon wollte ich ihn öffnen, da tippte sich der Polizist an die Stirn wie ein Soldat und sagte: »Non please, a big of pardon Madame, god is with you«, und begleitete mich noch durch alle möglichen Kontrollen, die ich dank ihm schneller passierte als andere Touristen.

Danke, geliebter Steve. Er kam nie mehr auf einem Flughafen zu mir und sollte er in der Zukunft doch noch einmal erscheinen, dann wüsste ich gleich, was eventuell passieren kann. Ich rief übrigens damals noch am Flughafen Sabine vom Giger Verlag an und erzählte ihr aufgeregt die eben erlebte Geschichte.

Ich könnte hier noch unzählige solcher Begebenheiten mit Steve niederschreiben, aber wichtig ist für dich und mich doch zu wissen, dass wir, zwar durch eine dünne Schicht – gemeint ist hier das für viele Menschen unsichtbare Jenseits –, auch nach dem Tod immer noch miteinander in Liebe eng verbunden sind.

Meine verstorbene Familie in der Gruppe

Als ich mein erstes mediales Seminar in Lugano bei Leah Bond und Janet Marshall besuchte, meinte Janet: »Pass auf, Brigitte, trainiere gut, denn du wirst sehr schnell in die Hellsichtigkeit eintauchen können, das erkenne ich gleich an deiner Seelenessenz.« Ich dachte in dem Moment nicht näher darüber nach.

Aber als ich in der ersten Nacht erwachte, wusste ich, was Janet gemeint hatte. Ich sah meine ganze bereits verstorbene Familie vor mir, mit glücklichen Augen riefen sie mir zu: »Brigittli, Brigittli, siehst du uns?« Sie standen, mit dem Verstand erklärt, ungefähr zehn Zentimeter vor mir und ich erschrak derartig, dass ich mir die Decke über das Gesicht zog und schrie: »Ih, ihr macht mir Angst.«

Erst Minuten später tat mir meine Reaktion leid. Sie hatten es nur gut gemeint und ihre gesamte Energie zusammengenommen, um mir diesen überraschenden Besuch abzustatten. Obwohl ich mich über Wochen hinweg immer wieder im Gebet für mein Benehmen entschuldigte und sie auf einen weiteren Besuch einlud, kamen sie nie mehr zusammen, nur noch einzeln.

Meine Mutter

Wir wohnten noch im Tessin und ich schaute mir gerade alleine einen Film an, als mir meine Mutter aus dem Nichts erschien. Mit großen bittenden Augen schaute sie mich an und sagte mir in Gedanken: »Brigittli, bitte schaue gut auf deine Tatjana und deine Halbgeschwister Barbara und Martin.« Ich versprach es ihr auf der Stelle, da schickte sie mir einen Kuss, winkte mir zu und weg war sie wieder. Ich nahm mir das sehr zu Herzen, speziell mit Barbara, die ich länger nicht gesehen hatte. Als wir uns dann wenig später in Zürich trafen, ging es ihr nicht so gut.

Aber zu Tatjana, Mutters Erscheinung war drei Tage bevor das mit dem Mann passierte, der sich vor uns beiden vor den fahrenden Zug warf. Und mein Bruder Martin musste zu dieser Zeit erfahren, dass er eine sehr schlimme Krankheit in sich hatte. Einmal mehr war ich voller Liebe für meine verstorbene Familie, die mich ständig begleitet und vor allem nur das Beste für mich will.

Mein biologischer Vater

Wir waren gerade von Niederwil AG in den Kanton Luzern umgezogen und hatten es uns in der größeren und sehr schönen Wohnung eines Zweifamilienhauses gemütlich gemacht, da träumte ich eines Nachts – ich war allein in dieser Wohnung – von meinem leiblichen Vater. Er war ganz nahe bei mir, schaute mich mit großen traurigen Augen an und zeigte immer auf zwei mit Masken verhüllte Menschen. Ich sah in den Masken das Thema Karneval von Venedig, aber mein Vater blickte sehr ernst. Als er merkte, dass ich ihn nicht verstand, kam er ganz nahe an mein Ohr und ließ einen Knall vor meinem Ohr entstehen, der mich erschreckte und wach in meinem Bett aufsitzen ließ.

Ich erholte mich mit dem Gedanken »Okay, das war ein Alptraum«, da hörte ich an unserer Haustür ein Geräusch. Ich sprang im Dunkeln hin und sah, dass das Haustürschloss von außen praktisch abgeschraubt war. Vor Schreck schaltete ich das Korridorlicht an und schrie zur Tür: »I call the police, Polizei, polizia«, in allen Sprachen, aber schon nach wenigen Sekunden hörte ich draußen Schritte von mehreren Füßen, die davonrannten.

Es klingt unwahrscheinlich, aber mein verstorbener Vater hatte mich behütet, weil ich allein im Haus war. Entweder wusste er im Voraus, dass so etwas geschehen könnte, oder er beschützt mich von drüben in unmittelbarer Nähe.

Mein Stiefvater

Die Geschichte geht noch weiter. Circa einen Monat später stand abends um 21.00 Uhr unser Husky draußen in der Ecke der Terrasse und bewegte sich über eine Stunde nicht vom Fleck. Wir, meine Tochter und ich, lachten darüber und waren uns sicher, dass er eine Katze beim Mausen beobachtete. Plötzlich gab es im Esszimmer, wo ich am PC arbeitete, aus dem Nichts heraus einen lauten Knall, ich schaute zur Terrassentür und sah, wie ein Windstoß sie auf und zu schlug. Sofort lief ich hin, wollte den Hund hereinholen und die Tür schließen. Auf der absolut windstillen Terrasse stand ich dann plötzlich mit circa drei Meter Abstand vor einem Einbrecher mit schwarzer Mütze. Ich schrie »Polizei!«, rannte zur Tür, schlug sie zu und verschloss sie gut. Isabelle, die mein Geschrei gehört hatte, eilte ungläubig herbei und beschimpfte mich sofort, die Türe wieder öffnend: »Du Rabenmutter, lässt einfach unseren Hund allein da draußen!« Unser Husky, erst 14 Monate alt und noch nie etwas Schlimmes mit Menschen erlebend, wurde durch seine ausstrahlende Ruhe nicht einmal besichtigt von den Einbrechern, die nach meinem Schrei sofort von unserer Terrasse sprangen und über zwei Nachbargärten verschwanden.

Ich telefonierte damals sofort mit der Polizei. Die standen fünf Minuten später mit Maschinenpistole und Spürhunden in unserer Wohnung und sicherten gleich die Spuren. Erst nach ihrer Fluchterklärung durch die gefundenen Spuren glaubte meine Tochter meine Geschichte und brauchte Wochen, um nachts wieder ruhig durchschlafen zu können. Ich schlief jedoch trotz der Aufregung wieder ruhig, denn nachdem die Polizei das Haus verlassen hatte, spürte ich die Energie meines Stiefvaters, der sich bei mir in Gedanken lächelnd entschuldigte, weil er mich mit dem lauten Knall sicher erschreckt hatte. Der unmittelbar folgende Windstoß kam übrigens auch von ihm.

Es gibt ein Polizeiprotokoll über diesen Einsatz. Seitdem weiß ich, dass mein leiblicher wie mein Stiefvater – die beide zu ihren Lebzeiten keine Zeit für mich hatten – mich dafür heute abwechselnd von drüben beschützen und behüten. Was ich dabei für ein Glücksgefühl empfand, brauche ich wohl niemandem zu erklären. Es war ganz klar wieder ein Stück pure Heilung für mich.

Telepathie

Jeder Mensch hat sich sicherlich irgendwann einmal oder sogar schon öfter in seinem Leben mit diesem Thema befasst. Vielleicht hast du gerade an jemanden gedacht und dieser hat dich entweder unmittelbar oder aber am selben Tag noch angerufen oder geschrieben, oder du siehst oder fühlst etwas, das innerhalb kurzer Zeit in Erfüllung geht. Wie auch immer du mit Telepathie oder auch Gedankenübertragung konfrontiert wurdest, es ist ein Bestandteil unserer Seele und somit unseres täglichen Lebens hier auf der irdischen Ebene.

Was genau ist Telepathie? Sie ist eine der stärksten übersinnlichen Wahrnehmungen überhaupt. Sie ist bekannt als Kommunikation zwischen unserem Geist und einem anderen Geist, bei dem Gefühle oder Sprache über senden und empfangen ausgetauscht werden. Als ich anfing, mich mit Telepathie näher zu befassen, musste ich feststellen, dass das der Grund ist, zu glauben, dass wir Seelen alle miteinander verbunden sind. Dass wir alle eins sind. Telepathie ist deswegen für mich in der Natur, in uns vorhanden, als ganz normales Gefühl. Was der Mensch jedoch am wenigsten versteht, ist unser eigener Geist und unser Bewusstsein. Da man Telepathie nur empfinden, aber nicht sehen kann, wird diese in jedem Menschen vorhandene Fähigkeit natürlich bei dem einen mehr und beim anderen weniger ignoriert. Ich persönlich finde es wunderbar, dass ich meine telepathischen Fähigkeiten mit häufigem Meditieren so verfeinert habe, dass Telepathie in meinem täglichen Leben vorhanden ist wie eine zweite Haut. Telepathie hilft mir bei meiner medialen Arbeit mit Menschen und Tieren, aber auch in meinen nächtlichen Visionen, die immer klarer werden.

Die größte Freude bereitet es mir zu sehen, wie die Teilnehmer meiner Meditationsabende es beim anschließenden Intuitionstraining schaffen, durch einen geschlossenen Briefumschlag das darin vorhandene Bild ganz klar und deutlich zu erkennen, nur indem sie den Brief in ihren Händen halten, und das mit geschlossenen Augen. Auch ist es schon passiert, dass eine Teilnehmerin das Bild der Gegenübersitzenden ganz klar vor Augen sah. Oder ein Teilnehmer bekam eine Message für jemanden aus der Gruppe während der Meditation, die dann genau stimmte.

Meine Begegnung mit Raman Maharshi während eines Meditationsabends im Basler PSI Verein gehört ebenfalls in diesen Bereich. Diese Begebenheiten haben alle mit Telepathie und Gedankenübertragung zu tun. Stelle man sich mal vor, dass Telepathie bei den Tieren das natürlichste ihres Daseins ist. Sie erkennen aufs Genaueste die Gefühlsstimmungen von uns Menschen und der Natur. Wer das nicht glauben kann, lese bitte nach, als der Tsunami am 26. Dezember 2004 innerhalb von Minuten unzählige Todesopfer forderte, gab es kein einziges in Freiheit lebendes Tier darunter, da diese schon Stunden vorher geflüchtet waren. Sie alle hatten diese telepathischen Wahrnehmungen, diese Vorahnungen.

Ich finde das Thema Telepathie so wichtig im Leben des Einzelnen, dass ich unbedingt noch ein paar Zeilen dazu schreiben möchte. Ich denke, gedankliche Tätigkeit ist hauptsächlich auf mögliche Handlungen ausgerichtet, auf das, was wir tun können oder könnten. Die meisten unserer Handlungen hängen von Absichten ab. Wir tun Dinge aus einem bestimmten Grund heraus. So suchen wir uns etwas zu essen, wenn wir hungrig sind. Menschen machen ihre Arbeit, weil sie dafür bezahlt werden möchten. Und als junger Mann hat man vielleicht den Wunsch, eine Frau zu finden. Wir haben daher möglicherweise ähnliche Motive wie die Tiere, sie suchen ein Weibchen, nach Nahrung oder versuchen, einer Gefahr zu entkommen. Absichten reichen also über die eigene Person hinaus, sie verbinden uns mit unserer Umwelt. Selbstverständlich kann auch vieles von unserem Denken ohne Worte stattfinden. Wenn wir etwas Bedrohliches sehen, werden wir versuchen, dem zu entkommen. So können wir nicht viel Zeit damit verbringen, das in Worte zu fassen. Wir rennen einfach davon.

Man muss nicht meinen, dass alle unsere Absichten mit Worten verbunden sind. Sie haben hauptsächlich mit möglichen Handlungen zu tun und diese Handlungen verbinden unser Bewusstsein mit der Umwelt durch zielgerichtete Aufmerksamkeit. Unsere Gedanken sind also nicht wirklich auf unsere Gehirne beschränkt. Es kann natürlich vorkommen, dass wir einen inneren Dialog führen und mit uns selbst in Worten sprechen. Mag sein, dass das hauptsächlich im und um den Kopf herum stattfindet. Sobald wir uns aber auf unsere Umwelt konzentrieren, reichen unsere Worte und Absichten in die Welt hinaus und können sich dort auswirken.

Unsere Gedanken und Absichten, Wünsche und Bedürfnisse sind alle mit Emotionen irgendeiner Art verbunden. Wenn du zum Beispiel vorhast, einen Freund in Australien anzurufen und an ihn denkst, kann er deine Absicht wahrnehmen. Es ist daher gut möglich, dass er am Telefon als Erstes sagt: Ich habe gerade an dich gedacht. Diese sogenannte Telefon-Telepathie wurde schon getestet und man hat dabei herausgefunden, dass die Distanz zum anderen Ende der Welt keine Rolle spielt. Es kommt auf die emotionale Nähe zum anderen an und nicht auf die physische Distanz. Es geht hier um das morphogenetische Feld. Es gibt zwei konventionelle Theorien zu diesem Feld. Die materialistische Theorie besagt, dass alles im Gehirn stattfindet, also Gehirnaktivität ist gleich geistige Aktivität. Die dualistische Theorie, die es schon seit Jahrhunderten gibt, besagt, dass Geist und Gehirn zwei grundverschiedene Dinge sind. Der Geist ist demnach immateriell, jenseits von Raum und Zeit.

Es gibt aber eine Theorie für mich, die dazwischenliegt. Dr. Sheldrake behauptet, dass der Geist zwar im Gehirn wirkt, jedoch darüber hinausreicht über Felder. Wir sind daran gewöhnt, dass Felder in und um Objekte herum existieren, etwa das Magnetfeld eines Magneten oder das Gravitationsfeld der Erde, das weit über uns hinausreicht. Oder das Feld eines Mobiltelefons. So denke ich, dass auch die Felder unseres Geistes in unserem Gehirn zu finden sind und zugleich darüber hinausreichen.

Ramana Maharshi

Dieser wunderbare Mensch indischer Abstammung, Sri Ramana Maharshi, lebte vom 30. Dezember 1879 bis zum 14. April 1950 im Süden Indiens. Als erwachsener Mann zog er sich zur tiefen und länger anhaltenden Meditation auf den wohl berühmtesten, 980 Meter hohen heiligen Berg namens Arunachala zurück. An seinem Fuß liegt die heutige Pilgerstadt Tiruvannamalai. Die Höhle, in der er sehr zurückgezogen lebte, hieß Virupaksha-Höhle. Da Bhagavan damals nicht sprach – nicht weil er ein Gelübde abgelegt hatte, sondern aus dem einfachen Grund, weil er keine Neigung zum Sprechen verspürte –, beantwortete er alle Fragen in schriftlicher Form. Indem er den Menschen zeigte, wer sie sind und warum sie auf Erden waren, rettete er unzählige Menschen aus deren Lebenskrise. Aus seinen tiefgründigen Antworten ist seine Lehre entstanden, die uns bis heute erhalten blieb. Sein wohl berühmtestes Buch *Wer bin ich?*, das es auch in deutscher Sprache übersetzt gibt, zeigt bis in die heutige Zeit, dass die Forschung über sich selbst der direkte Weg in die innere Freiheit ist. Er schreibt: Der Geist besteht aus Gedanken. Der Ich-Gedanke ist der erste Gedanke, der im Geist entsteht. Wenn man also der Erforschung »Wer bin ich?« dauerhaft und beharrlich nachgeht, werden alle anderen Gedanken aufgelöst. Schließlich verschwindet auch der Ich-Gedanke und es bleibt das nicht duale wahre Selbst. Er beschreibt dies wundervoll bis zum Weg der Erleuchtung Sakshatkara. Was mich nicht verwundert, dass er auch immer wieder darauf hinwies, der Weg zu sich selbst sei nur mit spirituellen Übungen wie Meditieren und regulierten Atemzügen zu erreichen.

Mein Zusammentreffen mit Ramana Maharshi

Ich durfte diesen grandiosen Menschen tatsächlich kennenlernen. Im Mai 2015 war ich wieder einmal im Basler PSI Verein als Medium für externe Kundschaft tätig, ich bot dort private Sitzungen an. In der Kaffeepause stand ich in der Bibliothek und schaute auf die unzähligen Bücher, da rutschte ein großes Buch nach vorn und fiel beinahe herunter. Ich nahm es neugierig in die Hände und las zum ersten Mal in meinem Leben den Namen Ramana Maharshi. Das Foto auf dem Buchtitel berührte mich im tiefsten Herzen. Die Augen von Ramana waren so warmherzig und leuchtend, dass ich richtiggehend in deren Bann gezogen wurde. Am liebsten hätte ich mir das Buch gleich gekauft, aber dann siegte mein Verstand, dass ich doch schon unzählige Bücher hatte und die Hälfte davon noch nicht einmal gelesen. Ich stellte es ins Regal zurück und fuhr mit meinen medialen Sitzungen fort. Am Abend hatte ich den Namen bereits wieder vergessen.

Vier Monate später arbeitete ich wieder im Basler PSI Verein und gab dort am Abend noch nach meinen Sitzungen einen Meditationsabend. Mir gegenüber saß ein jüngerer und netter Mann, den ich vorher noch nie gesehen hatte und der mir durch den Abend half. Er schaute mich nach der Meditation ganz überrascht an und fragte, ob er schnell in die Bibliothek im anderen Raum rennen dürfe, um mir etwas zu holen. Er kam innerhalb von Minuten wieder zurück und streckte mir das Buch von Ramana Maharshi vor meine Nase.

»Schau mal, Brigitte, denke jetzt nicht, dass ich spinne, aber in der Meditation hörte ich die Stimme von einem geistigen Wesen, das mir ganz deutlich sagte, ich solle dieses Buch für dich holen und dir unbedingt nahelegen, es zu kaufen und mitzunehmen, wohin weiß ich nicht, ich denke nach Hause.«

Trotzdem ich schon einiges aus der geistigen Welt gewöhnt war, war ich sehr überrascht und hatte wahnsinnige Freude an der Aussage von Oliver, denn es war das gleiche Buch, das mir bereits Monate vorher aus dem Regal entgegenkam. Besonders verrückt war, dass ich in drei Wochen wieder nach Indien reisen würde und ich wusste sofort, dass ich das Buch dorthin mitnehmen sollte. Ich lernte im Sommer 2015 den Gründer von Globetrotter Group Reisebüros Schweiz, Walter Kamm, kennen. Wir vertieften uns sofort betreffend Indien und Palmblattbibliothek in ein Gespräch und Walo, inzwischen einer meiner engsten

Freunde, verhalf mir zu einer spannenden Reise, die mich durch Bhutan, Indien und Sri Lanka führen sollte. Er stellte mir alles zusammen, natürlich auch den Termin in der Palmblattbibliothek, sodass ich gleich wusste, ich wollte diese Reise noch im Jahr 2015 machen, bevor ich dann vielleicht nicht mehr die Zeit dazu hätte.

Da ich noch so viel vor der kommenden großen Reise zu erledigen hatte, konnte ich keine Minute in dieses Buch schauen. Es lag aber als Erstes in meinem Koffer. Im Flugzeug sitzend, überfiel mich während des Flugs nach Indien plötzlich ein trauriges Gefühl, dass ich meine zwei Töchter zurückgelassen hatte. Ich kämpfte richtiggehend mit einem schweren Gefühl im Herzen. Da nahm ich zur Ablenkung mein »heiliges« Buch aus dem Handgepäck und blätterte darin. Kaum schaute ich in die Augen des Bhagavan auf der Titelseite, durchlief mich ein tiefes Gefühl des Friedens. Ich schlief ein mit dem Buch auf meiner Brust und das schwere Gefühl war augenblicklich weg. Auch nach diesem Ereignis dachte ich mir nichts weiter dabei. Ich freute mich enorm auf diese für mich ganz besondere Reise, die ich die Reise auf Buddhas Pfade nannte. Bald schon sollte ich den Grund herausfinden, warum mir plötzlich der Geist des Ramana Maharshi begegnet war.

Die Palmblattbibliothek

Bevor ich von meiner unvergesslichen Sitzung bei »Nadi Gruha« – so nennen ihn voller Ehrfurcht die indischen Kunden – erzähle, möchte ich dich unbedingt über die ursprüngliche Herkunft der Palmblätter, die über tausend Jahre alt sind, aufklären.

Die Rishis, die Schöpfer der indischen Palmblattbibliothek, sind hohe geistige Wesen. Viel höher als wir. Sie haben auch keinen irdischen Körper, man sagt ihnen aber nach, dass sie sich bei Bedarf einen menschlichen Körper anlegen können. Vor über tausend Jahren sollen die Rishis sogar jedes Jahr in Menschengestalt im heiligen Fluss Ganges gebadet haben. Später jedoch, als sich das innere Ohr der Menschen für sie verschloss, sind diese Urlehrer der Menschheit weiter empor ins Gebirge gezogen. Diese Gegend wird bis heute speziell von den Indern der Mittelpunkt der Welt oder das Paradies auf Erden genannt. Laut indischer Aussagen jedoch ist dieses Land rein, aber von unsichtbaren Energiemauern umgeben. Als ich ein bisschen nachzuforschen begann, stellte sich heraus, dass indische Legenden von einer Stadt namens Agartha sprachen, die man unter dem Himalajamassiv vermutete und die bis heute als das geheimnisvolle Königreich bezeichnet wird, das sich im Zentrum der Welt befindet. Die Legenden berichten ebenfalls, dass sich eine vorzeitliche Hochkultur der Menschheit in dieses geheimnisvolle Höhlensystem flüchtete, um einer damaligen Katastrophe zu entkommen. Danach ist es jedem Menschen, der in dieses verborgene Reich der Rishis vordringen wollte, nicht vergönnt. Das verborgene Reich der großen Seelen »der Mahatmas« war schlicht unerreichbar.

Die Palmblätter sind in alttamilischer Sprache beschrieben und werden von einem Nadi-Reader gelesen. Es ist ein Palmblatt-Manuskript, das aus 12 allgemeinen Kapiteln besteht, die Khandams genannt werden.

Es gibt drei authentische Palmblattbibliotheken, eine in Bangalore, die ich im Dezember 2015 aufgesucht habe, eine in Madras und eine in Kanchipuram. Bevor man sich auf die Reise nach Indien aufmacht, teilt man der fernen Bibliothek sein Geburtsdatum mit, das dort mittels Computer zu einem persönlichen Horoskop berechnet wird, und dank dieser astrologischen Daten findet sich das ganz persönliche Palmblatt. Da sich nicht jeder Mensch auf den Weg zur Palmblattbibliothek begibt, kann ich auch glauben, dass es anscheinend nicht für alle Erdbewohner ein beschriebenes Palmblatt gibt. Es ist die Seele des einzelnen Menschen, die sich von diesem Reading angezogen fühlt und dem inneren Drang folgend den Weg auf sich nimmt, ins ferne Indien zu reisen.

Wem in dem Fall vom Nadi-Reader bestätigt wird, dass er sich auf einem geistigen Pfad befindet und er die Anlagen oder Talente für noch größere spirituelle Fähigkeiten in sich trägt, der sollte sich das zu Herzen nehmen, da er sonst, nach Hause zurückgekehrt und in den üblichen Alltagstrott eintauchend, seine frisch erworbene Erkenntnis verkümmern lässt. Es ist sowieso enorm wichtig, mit den für sich wichtigsten Fragen und offenem Herzen dorthin zu reisen. Damit erreicht man genau jene Antworten, die für die eigene weitere Entwicklung wichtig sind.

Die Palmblattmanuskripte beinhalten eine Beschreibung unseres Lebens, wie ich schon im vorherigen Kapitel über die Akasha-Chronik geschrieben habe, nämlich dass alles Leben jeder einzelnen Seele in dieser Chronik verzeichnet ist. Unser Leben müssen wir aber selbst gestalten, Tag für Tag, so gehen und wählen wir selbst den Weg unseres Schicksals.

Diese Bibliotheken existieren schon sehr, sehr lange. Man erzählte mir, dass die Berufung zum Nadi-Reader innerhalb der Familie vom Vater, dem jeweils gegenwärtigen Reader, an den Sohn weitergegeben wird. Diese Reader sind somit seit Generationen Nachfolger ihrer Väter und Großväter und Urgroßväter. Das ist meiner Meinung nach auch sinnvoll, weil ich fest daran glaube, dass man, bevor man wieder in ein Leben inkarniert, sich seine Eltern, Geschwister, Ehepartner etc. selbst aussucht, um vergangene Themen sowie Seelenerfahrungen zu lösen beziehungsweise überhaupt erst zu machen. Insofern kann ich mir gut vorstellen, dass ein Sohn der Readerfamilie sich genau für diese Berufung in der jeweiligen Familie inkarniert.

Nun kam der für mich große Moment, in dem ich tatsächlich vor dem wunderbaren Palmblattreader Sri Gunjur Sachidananda Murthy stand. Wir verbeugten uns leicht voreinander und legten unsere Hände vor unserer Brust aneinander wie im buddhistischen Gebet. Ich setzte mich hin und wartete in stiller Andacht darauf, dass Nadi Gruha mit dem gefundenen Palmblatt zurückkam. Nach circa zehn Minuten kam er wieder und setzte sich vor mich. Zuerst fing der Reader an mit Fragen, denn er wollte herausfinden, ob dies wirklich mein Palmblatt war. Er fragte: »Haben Sie zwei Töchter?« »Ja«, war meine Antwort. »Die größere ist sehr offen, spirituell ausgerichtet und kreativ?« Eindeutig ja. »Die kleinere Tochter ist eher schüchtern und zurückhaltend, sie ist ein Sprachentalent und spricht mehrere Sprachen?« Wow, ich konnte total positiv überrascht nur mit Ja antworten, es war genauso und somit mein ganz persönliches Palmblatt.

Nun kamen Fragen zu mir, ob ich mit einem Stiefvater aufgewachsen sei, denn er lese, dass ich mit der Erfahrung als Scheidungskind sehr früh unabhängig geworden sei und schon bevor ich 17 Jahre alt war das Elternhaus verlassen hätte. Es war genau so, ich stand knapp vor dem 17. Geburtstag und arbeitete an drei verschiedenen Orten, um mir mein Studium für die Matura und die anschließende Psychologieausbildung zusammensparen zu können. »Madame, diese Erfahrung ist auch der Grund, warum Sie alles taten, damit Ihre zwei Kinder nicht unter der Trennung von Ihrem Exmann, dem Vater der Töchter, leiden mussten.« Genau so war es, sie durften, wann immer sie wollten, zu ihrem Vater und umgekehrt auch.

Er las weiter vor, dass ich immer noch ab und zu Schuldgefühle hätte, weil ich mich 2002 getrennt hatte. Ich müsse das aber nicht haben, ich wäre zwölf Jahre mit dem Vater zusammen gewesen und ich hätte meinen Job als Mutter sehr gut gemacht. Das Karma in der Ehe mit meinem Exmann zu leben, sei beendet. Ich dürfe mich über die Entwicklung meiner Kinder glücklich schätzen und sei eine Happy Mother und zukünftig eine Happy Grandmother von drei Enkelkindern. Wie stimmig und schön waren diese für mich so wahren Aussagen des Vergangenen und wie freute ich mich, irgendwann Großmutter zu werden. So wie der Palmblatt-Reader mir all das mitteilte, würde ich demnach noch nicht so bald hinübergehen. Das würde aber sowieso auch noch im Reading vorkommen, also hörte ich weiter aufmerksam zu.

Nach der Ehe kam ein neuer Partner in mein Leben, er spüre eine ganz große Liebe und es stehe weiter in meinem Blatt, dass mir dieser Mann half, in die Spiritualität zu kommen. Bereits in der geistigen Welt angekommen, begleite er mich auf meinem weiteren Lebensweg und unterstütze mich mit seiner heilenden Energie, wenn ich heilend am Menschen arbeite. Oh, jetzt musste ich wirklich meine Tränen zurückhalten. Es war so wahr, was mir hier von einem spirituell ausgerichteten Inder in ganz einfachen Worten erzählt wurde. Damit war mein jahrelanger Lebenspartner, Steve Lee, der charismatische Rocksänger der bekannten Schweizer Rockgruppe Gotthard gemeint. Er starb im Oktober 2010 an meiner Seite in den USA, außerhalb von Las Vegas, als wir mit einer Harley-Davidson-Gruppe unterwegs waren. Innerhalb von Sekunden wurde er aus dem Leben gerissen und mein Leben bekam einen von Grund auf veränderten neuen Sinn. Es war eigentlich der Anfang meines total neu ausgerichteten Bewusstseins. Genau das erklärte mir nun dieser Reader fast 20 Minuten lang. Er betonte dabei immer und immer wieder, dass diese mich ewig liebende Seele mich täglich in der Heilung zum Weltfrieden und beim einzelnen Menschen, der mich aufsuche, mit bedingungsloser Hingabe unterstütze.

Ich habe großen Respekt im Umgang mit den Mitmenschen und respektiere somit auch die verschiedenen Glaubensrichtungen, deswegen teilte ich meine Gefühle meist nur im kleineren Rahmen mit nahestehenden Personen, aber hier denke ich, wenn du mein Buch bis hierher gelesen hast und in der Energie der Bereitschaft zu deiner eigenen Heilung schwingst, dann darfst du das auch wissen. In meinem Fall spürte ich Steve nach seinem Ableben immer hinter mir stehend, meine linke Hand streichelnd. Es war für mich so klar, dass er es ist und mich unterstützt von da drüben. Dies teilten mir nicht nur andere international wirkende Medien mit, sondern es tauchten auch in meinen Privatsitzungen schon etliche Male hinübergegangene Seelen in meiner Wahrnehmung auf, um dem Kunden, also Hinterbliebenen, liebevolle Ratschläge oder Entschuldigungen aus Konflikten zu Lebzeiten zu überbringen. Ich bemerkte dabei immer, wie durch solche Erscheinungen große Heilung beim Kunden passieren durfte. Es ist nun einmal so, wir kommen aus der Liebe, leben unseren Seelenplan hier auf Erden und gehen danach wieder zurück in die Liebe.

Weiter sagte mir der Reader: »Madame, Sie hatten mit Steve noch zwei andere Leben, eines in Südfrankreich und eines in Ägypten.« Nun kam ein weiteres für mich sehr spannendes Thema auf den Tisch: Einige andere für mich wichtige Details aus meinen früheren Leben. Ohne hier groß ins Detail zu gehen, möchte ich nur zwei meiner für mich heute wichtigen früheren Leben beschreiben, da sie eine überaus berührende Antwort auf Ereignisse sind, die allerdings nicht mit Steve zusammenhingen.

Nadi Gruha schaute mich leicht lächelnd an, sagte aber ernst: »Madame, Sie hatten zwei sehr wichtige Leben hier in Indien, beide Male als Mann. Eines war in der Nähe des heiligen Bergs Arunchala. Dort lebten Sie und waren befreundet mit dem weisen Sri Ramana Maharshi. Wann immer Sie ein Problem in Lebensangelegenheiten hatten, suchten Sie den damals sehr jungen Weisen auf und ließen sich beraten. Ebenfalls lebten Sie die ›Non Dualistic Philosophy‹, das bedeutet in etwa so viel wie, dass man miteinander und nicht gegeneinander sein soll, die Sri Ramana Maharshi im ganzen Land mit großer Hingabe predigte.« Unfassbar, ich konnte nichts sagen. Nun war mir klar, warum mir das im Basler PSI Verein mit dem Buch über Sri Ramana Maharshi passiert war. Auch erklärte mir der Reader, dass Sri Ramana Maharshi damals um 1900, als ich ablebte, noch sehr jung war und erst 1950 starb. Ich jedoch, als Brigitte Voss, im Jahr 1959 bereits wieder inkarnierte.

Ich spürte eine große Wärme in meiner Herz- und Magengegend, die sich noch verstärkte, als er weiter vorlas, dass ich auch ein zweites wichtiges Leben in Indien gehabt hatte, als Ayurveda-Arzt, Homöopath und Heiler. Diese Energie hätte ich in dieses Leben mitgebracht und würde deswegen sehr bewusst mit der Ernährung umgehen und würde ebenfalls andere Leute mit unzähligen Tipps zu Ernährung und Wohlbefinden beraten. Wer mich besser kennt und diese Zeilen jetzt liest, fängt sicher an zu schmunzeln, denn an mir ist in den letzten über zwanzig Jahren selten jemand vorbeigekommen, ohne dass er sich keine Gesundheits- und Ernährungstipps anhören musste. Ich sehe am Energiefeld jedes Einzelnen, ob seine Zellen verschlackt oder sogar schon leicht vergiftet sind. Bei einem starken Raucher, der inhaliert, sieht man deutlich die ungesunden Strukturen durch Flecken, die verschiedene Flächen und Größen aufweisen. Bei einem starken Trinker schaue ich schon lieber weg, denn es bietet sich mir ein ganz trauriges Bild der Degeneration. Auch hier hatte ich das ganz große Aha-Erlebnis. Das Vorgelesene passte so vollkommen auf mich, einfach unbeschreiblich schön, diese Tatsache und Erkenntnis zu meiner Liebe für dieses Land hier und ebenfalls auf der anderen Seite, zu meiner jetzigen Heimat, die Schweiz.

Er sah im Palmblatt bereits, dass ich ein weiteres Buch schreibe. Er ermahnte mich, nicht die ganze Wahrheit über meine Hellsichtigkeit niederzuschreiben, gewisse Leute würden das nicht verstehen und darüber lachen. Das hätte ich aber absolut nicht verdient, deswegen sei ihm das sehr wichtig, dass ich mir darüber Gedanken machen solle. Ich versprach es ihm, aber nur bis zu einem gewissen Punkt, denn wenn es um Themen geht, die der Mitmensch unbedingt wissen sollte, ist mir das Thema wichtiger, als von Menschen mit niedrigem Bewusstsein ausgelacht zu werden.

Weiter las er mir vor, dass ich Schulterprobleme hätte und Rückenschmerzen von einem Unfall her. Auch wahr, mein Autounfall im August vor dem Harleyunfall im Oktober 2010 bescherte mir dieses lebenslange Rückenthema, das ich aber heute perfekt im Griff habe. Seine Ratschläge, ich dürfe nicht zu schwer tragen, nicht zu lange sitzen, liegen oder zu schnell rennen, erklärte mir schon vor circa sechs Jahren ein sehr guter Rückenspezialist. Auch Magen-Darm-Probleme bei Stress jeder Art konnte ich nur bejahen, ebenfalls so wahr. Dass ich langsam essen solle, am besten vegetarisch und bloß nicht zu scharf, weiß ich seit vielen Jahren.

Dann zu meinem Lebensende, ich werde wahrscheinlich mit über 80 Jahren irgendwann sanft einschlafen. Er schaute mich mitfühlend an und fragte mich, ob ich mit dieser Aussage zufrieden sei. Ich war mehr als zufrieden, schließlich starb meine ganze Familie bisher mehr oder weniger an Krebs, was absolut nicht mein Thema war. Mit anderen Worten, ich werde eines natürlichen Todes sterben. Diese Aussage erfüllte mich mit einem tiefen Glücksgefühl, hauptsächlich weil ich noch so viel erledigen konnte, vor allem in der Mithilfe zum Weltfrieden. Es bestärkte mich unwahrscheinlich, dass ich alle meine medialen und heilenden Tätigkeiten noch vollbringen kann, und die Zukunftsaussichten, die mir der Nadi-Reader zu meinem zukünftigen Beruf als anerkanntes internationales Medium und über mein Privatleben noch vorlas, sind so positiv und erfolgreich, dass ich mich in dem Moment als den glücklichsten Menschen fühlte. Das alles gab mir die Kraft, mich weiter in Geduld zu prüfen und auf meine innere Stimme zu horchen, im größten Bewusstsein des Vertrauens.

Nadi Gruha verabschiedete sich mit einer leichten Verbeugung vor mir, ich mit leuchtenden Augen ebenfalls. Bevor ich mich bei ihm für das wunderbare stimmige Reading mit Worten bedanken konnte, dankte er mir aus seinem Herzen: »Danke Madame, dass Sie den Weg zu mir gefunden haben und ich einer so wunderbaren lichtvollen Seele ihren Sinn und Zweck hier auf Erden vorlesen durfte.« Wie wertvoll man sich in dem Moment fühlt, brauche ich wohl niemandem zu erklären. Auch wie viel Motivation sich in meinem Herzen ausbreitete, sehr vielen anderen Menschen von diesem speziellen Palmblattreading zu erzählen, das vielleicht gerade dir eine neue Lebensperspektive aufzeigen könnte. Horche auf dein Herz, spüre in dich hinein. Deine Seele wird dir auf ihre eigene Art mitteilen, ob du dich ebenfalls auf den Weg dorthin aufmachen sollst. Es wird sich von selbst ergeben, vertraue einfach darauf.

Meine Vision

Schon seit Jahrzehnten bin ich diese Art Träume gewohnt. Sie unterscheiden sich von den normalen Träumen, die zum Teil aus der Fantasie kommen oder der Verarbeitung dienen. Man legt sich abends ins Bett, fällt in den Tiefschlaf und träumt oder auch nicht. Sicher hast auch du schon erlebt, dass du früh morgens kurz aufgewacht bist, dann wieder eingeschlafen, und dass du dann einen Alptraum hattest. Das ist wissenschaftlich nachgewiesen. Da das Gehirn morgens beim Aufwachen, wenn auch nur kurz, sofort aktiv ist, kann es beim erneuten Einschlafen, der Gehirnaktivität wegen, unruhige sogenannte schlimme Träume haben. Das habe ich in meinen über 50 Lebensjahren selbst schon etliche Male erlebt. Also kenne ich diese Art Träume und kann mit ruhigem Gewissen erklären, dass ich hier von Visionen spreche und nicht von Träumen.

Visionen sind Bilder, die sich mir aus dem Nichts im halbwachen oder fast wieder eingeschlafenen Zustand zeigen. Zuerst sehe ich vor meinen geschlossenen Augen ganz nahe eine Lichtspirale. Die Spirale zieht mich mit hinein und plötzlich stehe ich manchmal vor einer offenen Tür oder in einer Vision vor einem geschlossenen Fenster mit durchsichtigen Fensterscheiben. Ich wusste immer durch vorherige Visionen von wichtigen Ereignissen in meinem Leben. Den Tod meiner Mutter sah ich ein halbes Jahr vorher. Meine Heirat, meine Kinder und meine große Liebe, den verstorbenen Steve, nur um einige zu nennen, sah ich schon bildlich im Voraus und erkannte sie jeweils sofort beim Auftauchen in meinem wirklichen Leben.

Das zum besseren Verständnis, warum ich Visionen überhaupt ernst nehme und sie nicht einfach ignoriere. Die letzte Vision, über die ich hier jedoch berichten möchte, legte ich zuerst als schlechte Konsequenz für einen vollen Magen ab, ich hatte am Abend zuvor spät und schwer gegessen. Aber nachdem ich Mitte April 2016 diese Vision drei Nächte hintereinander sah, nahm ich sie ernst.

Die Vision

Ich lag im Bett, ganz friedlich, und war dabei einzuschlafen, da sah ich diese Lichtspirale vor meinem dritten Auge. Ich sank mit ihr in die Tiefe, wusste auch, dass mir die geistige Welt respektive die göttliche Quelle gleich etwas zeigen wollte. Ich stand vor einem geschlossenen Fenster. Ich entdeckte, dass schwarzes Klebeband den Fensterrahmen rundum abklebte. Draußen sah ich eine dichte schwarze Staubwolke. Sie war so dicht, man konnte nichts anderes mehr erkennen. Es war wie Nacht, aber nur der schweren Wolke wegen. Ich hörte in meiner Wahrnehmung, dass ich nicht hinauskönne, sonst würde ich sterben, denn diese Wolke sei sehr giftig, deswegen auch die abgeklebten Fenster. Weiter vernahm ich, dass diese giftige Substanz viele Menschen draußen umbringen werde, aber ich würde drinnen überleben.

Ich erschrak so sehr, dass ich unmittelbar erwachte und mich im Bett aufsetzte. Ich beruhigte mich und war überzeugt, das war jetzt ein Traum, in dem ich geträumt hatte, dass ich eine Vision hätte. Über den Tag legte ich diese nächtliche Angelegenheit immer mehr auf die Seite und abends legte ich mich ruhig wieder ins Bett. Aber kaum hatte ich die Augen geschlossen, sah ich wieder genau das gleiche Szenario. Im Detail genauso wie die Nacht zuvor. Am Morgen danach machte ich mir schon so meine Gedanken, denn es musste doch wichtiger sein, als ich dachte, nur wusste ich nicht so recht, was ich mit dieser Situation, die sicher, wenn überhaupt, in der Zukunft passieren würde, anfangen sollte, außer dass sich mir der Gedanke eines eventuellen Atomangriffes einschlich. Aber ich sagte mir, das kann doch unmöglich sein, diejenigen, die so etwas machen, sind sich doch hoffentlich bewusst, dass auch sie darin untergehen würden.

Auch dieser Tag ging zu Ende und mit ihm meine aufkeimenden emotionalen Gefühle. Nun lag ich wieder im Bett, schloss die Augen und da war sie wieder, die genau gleiche Vision. Am Morgen wusste ich, da kommt etwas auf mich/uns zu, das ich unbedingt und dringend wissen musste. Von April 2016 an nahm ich mir in jedem freien Moment Zeit und studierte im Internet YouTube-Links und andere Plattformen, die mir einen Hinweis hätten geben können. Natürlich fand ich schnell heraus, dass keine Politiker Hinweise ans Volk geben würden, da diese ja eher getrimmt sind, das Volk zu beruhigen oder mit Unwahrheiten in Schach zu halten, als eine eventuelle Frühwarnung herauszugeben. Aber ich entdeckte, dass zum Beispiel in Amerika schon länger riesige Bunker gebaut werden. Ebenso in Norwegen seit jüngerer Zeit.

So gab es nur eines für mich, bei großen berühmten Hellsehern wie Nostradamus zu recherchieren, ob er vor einigen Hundert Jahren schon etwas über diese Staubwolke prophezeit hätte. Ich studierte wochenlang diverse Studien bekannter Prophezeiungen und stieß schließlich auf Aussagen, die ich dir im Folgenden bei drei großen Hellsehern beschreiben möchte. Natürlich fragst du dich jetzt, warum ich hier meine wichtigste Vision mit dir teilen möchte. Aus dem ganz einfachen Grund, ich hatte genau die gleiche dreimal wiederholende Vision noch mal Mitte April 2017, zwar dieses Mal nur in einer Nacht, aber das reichte, alle meine Bedenken über Bord zu werfen und die lieben gutgemeinten Ratschläge meiner mir nahestehenden Menschen nicht mehr zu beachten, man könnte mich dafür auslachen, wenn ich damit an die Öffentlichkeit gehe. Im Gegenteil, ich sehe es heute als meine Pflicht, über so eine wichtige Vision öffentlich zu sprechen, da es uns Erdenbewohner alle angeht. Die einen dürfen darüber lächeln, andere sogar den Kopf schütteln, es macht mir nichts aus. Es ist mir nur wichtig, dass man es liest und sich darüber Gedanken macht, ob man damit etwas anfangen kann oder eben auch nicht. Jeder Mensch hat seinen freien Willen zu entscheiden, wie er/sie will.

Was mir dabei ebenfalls wichtig ist, vielleicht kann ich so den einen oder anderen wachrütteln, nicht nur in seine eigene Heilung zu gehen, sondern auch mit seiner Seelenenergie mitzuhelfen, unseren Planeten Erde positiv zu transformieren, indem er/sie mithilft, bewusster zu leben, sei es in der Ernährung, der Empathie zu anderen Lebewesen oder auch für den Weltfrieden zu beten. Schließlich weißt du, dass alles Energie ist, lachen, lieben, hassen, unsere Gedanken und Handlungen bestehen aus reiner Energie. Wenn wir also eine über alle Länder verbreitete positive Gruppenenergie zusammen erschaffen, können wir eventuell die zukünftigen Ereignisse, die uns blühen, ins Positive umdrehen, sodass diese Vorkommnisse, die ich in der Vision sah, nicht passieren werden. Wir Menschen haben es in der Hand. Wir sind die Gestalter von allem.

Die großen Wahrsager und ihre Prophezeiungen

Nostradamus

Nostradamus ist der wohl bekannteste Wahrsager in der Weltgeschichte. Man sagt, dass seine Prophezeiungen verschlüsselt sind und immer zur rechten Zeit vom richtigen Forscher zu unserem Verständnis entschlüsselt werden können. In der Mitte des 16. Jahrhunderts beginnt ein französischer Apotheker, der als Nostradamus weltberühmt wird, geheimnisvolle Verse aufzuschreiben. Heute gelten diese Zeilen für viele als erstaunlich genaue Vorhersagen weltbewegender Ereignisse, Weissagungen von Katastrophen, die Hunderte von Jahren später angeblich wahr werden. Nostradamus überraschte alle anderen Hellseher. Er wird gerühmt, die ganze Weltgeschichte vorausgesagt zu haben.

Wer also war dieser außergewöhnliche Mann? Und was ist von seinen Prophezeiungen wirklich zu halten? In unserer doch so vernunftbesetzten modernen Welt sollte man meinen, dass Aberglaube absolut keinen Platz hätte. Wie brüchig diese Annahme ist, zeigt der 11. September 2001. Fassungslos verfolgt die Welt, wie vor den eigenen Augen einer der schrecklichsten Terroranschläge passiert. Die Suche nach Erklärungen für das unfassbare Geschehen führt viele Menschen geradewegs ins Mittelalter. In den Tagen nach dem 11. September 2001 tauchte im Internet neben den Namen Bin Laden und Bush ein Name auffallend oft auf – Nostradamus. Er habe alles vorausgesehen, behaupten seine Anhänger, und viele schenken ihm Glauben.

Das Hauptwerk von Nostradamus umfasst rund 1000 Verse. Ganz im Stil des 16. Jahrhunderts sind sie voller kryptischer Andeutungen. Für seine Jünger jedoch sind sie ein geheimer Code, den es zu knacken gilt, um künftige Katastrophen zu verhindern. Zum »nine eleven« schrieb er, ein Feuer aus dem Erdinneren wird die Türme einer neuen Stadt erschüttern. Jede weiteren von Nostradamus geschriebenen Zeilen beziehen sich laut den Forschern von heute auf die Katastrophe von New York. »Feuer aus dem Erdinnern«, damit ist das Kerosin gemeint, das explodierte, »wird die Türme einer neuen Stadt erschüttern«, damit ist ganz klar New York gemeint. Nostradamus hatte sie schon in seiner Vision gesehen, zwei große Blöcke.

Danach wird das Christentum und der Islam einen langen Krieg führen und zwar über viele Jahre. Das beeindruckt mich besonders. Nostradamus' Anhänger finden sogar Hinweise auf den großen Brand von London. Ebenfalls über den Hurrikan Katrina. Nostradamus wurde geboren als Michel de Notredamme am 14. Dezember 1503 in der Provence, Südfrankreich. Die Lebensbedingungen damals, als Nostradamus lebte, waren wie überall absolut grauenvoll. Niemand wusch sich. Alle hatten Läuse und somit ein kurzes Leben voller Dreck und Unterdrückung. Der Tod bestimmte das Leben. Für Nostradamus aber galten andere Vorzeichen. Er stammte aus einer jüdischen Familie, seine Großeltern waren vermutlich orthodoxe Juden, die später zum Christentum übertraten. Obwohl das bekannt war, war er stets in Sorge, dass die Kirche jeden seiner Schritte überwachte. Seine wohlhabenden Eltern jedoch ermöglichten ihm eine Ausbildung als Apotheker und ein Medizinstudium in Montpellier. Später heiratete er und eröffnete eine Apotheke. Sein Geschäft kann man sich vorstellen als Mischung aus Krämerladen und Drogerie. Es gab dort einfach alles von Süßigkeiten bis zum Wachs. Apotheken waren damals ein Treffpunkt für Tratsch, Glückspiele und Wetten. Daher fand auch jede Art von Vorhersagen in den Apotheken statt.

Im Jahr 1535 fand Nostradamus' Leben als Ehemann und Familienvater ein jähes Ende, denn in der Provence brach die Pest aus. Er konnte mit seiner Medizin viele Menschen retten, nur nicht seine Familie. Dieses unglaublich traurige Schicksal traf Nostradamus schwer. Etwas in ihm machte sich selbstständig und er begann sich diesem »Etwas« zu offenbaren. Nostradamus verlor mit seiner Familie auch seinen guten Ruf als Arzt. Als ihm auch noch ein Konflikt mit der Inquisition drohte, ging er auf Wanderschaft. Sein Interesse galt von da an allem Neuen und Geheimnisvollen. Vor allem dem jüdischen Mystizismus der Astrologie. Gegen 1550 wurde Nostradamus wieder sesshaft. Zurück in der Provence heiratete er eine reiche Witwe. Ab 1555 veröffentlichte er seine wahren Prophezeiungen.

Nun, in der Gegenwart, gibt es eine Nostradamus-Forscherin namens Rose Stern, sie studiert, forscht und entschlüsselt die Nostradamus-Verse schon seit über 30 Jahren. Sie kam zu dem Ergebnis, dass es sich bei der geheimen Sprache um einen Drei-Buchstaben-Trick handelt. Sie erweiterte in langsamen Schritten ihre Kenntnis darüber. Aber der wirkliche Einstieg in die geheimnisumwitterten Schriften von Nostradamus gelang ihr erst vor acht Jahren. Wenn es dich interessiert, findest du im Internet mehr Informationen über Rose Stern. Es ist ihr Lebenswerk, nicht zuletzt, weil sie sich von Anfang an verpflichtet fühlte, Prophezeiungen, die die gesamte planetarische Veränderung von morgen beinhalten, den Mitmenschen schon mal entschlüsselt, dann auch unbedingt weiterzugeben.

Nostradamus sagte zum Beispiel, ohne groß ins Detail zu gehen, dass wir uns heute inmitten einer Polwanderung befinden. Der magnetische Pol wandert heute tatsächlich circa 30 bis 50 km pro Jahr, und zwar in Richtung Mitte Sibirien. Wir spüren das heute schon durch die Klimaveränderung. Der Magnetismus, der uns eigentlich beschützt, wird immer dünner, was sich auch in unserer Psyche bemerkbar macht, und zwar indem wir sensitiver werden. Einmal mehr ein Grund, in seine Mitte zu finden, um stärker zu sein.

Wie gesagt, ohne mich tiefer in dieses Thema zu vertiefen, obwohl es mich brennend interessiert, kam ich durch stundenlanges Zuhören der Nostradamus-Expertin Rose Stern zu folgender Aussage. Sie entschlüsselte Verse, die eine dreitägige Finsternis vorhersagten, großes Feuer wird in drei Nächten vom Himmel fallen. Ich warne ebenfalls vor dem großen Feuer des Himmels. Das ewige Licht der Erde erlischt für eine gewisse Zeit (die drei Tage) und dieses Licht erlischt dann, wenn kein Magnetismus mehr vorhanden ist, die Erde sich aber wieder neu auflädt.

Dass mich diese Prophezeiung berührte, muss ich nicht sagen, aber da ich in meiner Vision die dunkle, giftige Staubwolke sah, war ich überzeugt, dass es sich nicht um den Polsprung handelt. Ein weiterer Vers ließ mich aufhorchen: Er sprach von Bienen am Himmel, von Libyen her in Richtung Europa fliegend. Nun erforschte Frau Stern sehr gründlich, was damit gemeint war und kam in weiteren Versen zum Ergebnis: Es könnten die Stickgase eines Vulkanausbruchs sein oder von Menschen gemachte, Tausende von Drohnen als moderner Frequenzen-Krieg, bei dem Wellen in den Himmel geschossen werden, und so sei es zu verstehen, beschreibt Nostradamus. Beides würde geschehen mit einem starken Wind, der durch alle Fenster- und Türritzen die giftigen Gase hindurchbringen würde. Danach würde ein sehr starker Regen in Güssen die giftige Luft wieder reinigen. Die militärischen Auseinandersetzungen würden Anfang August 2019 beginnen. Russische Truppen würde zuerst in Polen einmarschieren und danach in Deutschland, vor allem ins Rheingebiet, also auch in die Schweiz, in Basel. Aber dieser Angriff würde schnellstens abgebremst werden und die Russen müssten sich ergeben. Wenn das passieren sollte, können wir ganz sicher sein, dass danach dieser Giftgasangriff oder zuerst der große Vulkanausbruch stattfinden wird.

Alois Irlmaier

Da ich ganz sicher sein wollte, ob die Verse von Nostradamus wirklich wahrheitsgetreu entschlüsselt wurden, studierte ich noch weitere Vorhersagen anderer, ebenfalls berühmter Hellseher und stieß auf einen deutschen Seher, der Ende des 18. Jahrhunderts geboren wurde. Sein Name war Alois Irlmaier.

Geboren am 8. Juni 1894 in Oberbayern, erlernte er den Beruf des Brunnenbauers und wurde schon in jungen Jahren als Rutengänger bekannt und danach als Hellseher. Später, im Zweiten Weltkrieg, konnte er die Orte von Bombenanschlägen und den Aufenthaltsort von Vermissten voraussagen und seine Bekanntheit wuchs dadurch noch mehr. Außerdem wird ihm nachgesagt, bei der Aufklärung von Verbrechen geholfen zu haben. Von 1914 bis

1916 wurde er als Soldat eingezogen. 1920 heiratete er seine Frau Maria und im selben Jahr übernahm er den Hof seiner Eltern. Im Jahr 1928 fing er an, als selbstständiger Brunnenbauer zu arbeiten. Er hatte die Fähigkeit, Wasseradern aufzuspüren und lag kein einziges Mal daneben. Im selben Jahr erlebte er seine ersten »seherischen Visionen«. Ab 1934 bekam Alois Irlmaier immer mehr Besuch von unzähligen Menschen, die jeweils am Wochenende in langer Schlange auf dem Grundstück standen, um ihn um Rat zu fragen. Seine Leistung war kostenlos.

Zu der heutigen Zeit sagte er folgende Dinge voraus: Er sehe, dass ein Krieg im Nahen Osten losgehen und eine Konferenz auf dem Balkan stattfinden würde. Nach einer schlimmen Begebenheit erkläre Russland den Krieg und würde im Spätsommer zwischen den Jahren 2017 bis 2020 über Nacht in Westeuropa einmarschieren. Da niemand mit diesen Geschehnissen rechne, würden unzählige Menschen dabei sterben. Es gebe sieben Punkte, die den Ablauf markieren sollen und die zuvor eintreten: 1. Erst kommt ein Wohlstand wie nie zuvor. 2. Dann folgt ein Glaubensabfall wie noch nie zuvor. 3. Darauf eine Sittenverderbnis wie noch nie. 4. Alsdann kommt eine große Zahl fremder Leute ins Land. 5. Es herrscht eine große Inflation, das Geld verliert mehr und mehr an Wert. 6. Bald darauf erfolgt die Revolution. 7. Dann überfallen die Russen über Nacht den Westen.

Alois Irlmaier spricht über sein Heimatland, also Deutschland. Irlmaier prognostiziert jedoch auch, dass Russland schnell besiegt werden wird und danach eine dreitägige Finsternis eintritt, die einen aufkommenden Krieg beende und den Frieden einläutet. Er sagt auch ganz deutlich (zu meiner persönlichen Beruhigung), dass keine Atombomben eingesetzt werden würden. Aber bei der dreitägigen Finsternis könne es sich um einen Polsprung oder eine Giftgas-Wolke handeln. Danach würde es ein goldenes Zeitalter geben, das tausend Jahre überdauern würde, in weltlichem Frieden und Gemeinschaftsdenken.

Aber zurück zu der dreitägigen Prognose, man solle die Fenster ganz gut abdecken und die Ritzen gut verkleben. Man solle auch einen großen Wasservorrat anlegen, da die Gewässer für eine gewisse Zeit vergiftet seien. Ich schreibe einfach alles nieder, ohne mich dazu zu äußern. Sicher verstehst du mich, wenn du an meine vier gleichen Visionen von April 2016 und April 2017 denkst.

Edgar Cayce

Das ist der dritte Hellseher, dessen Vorhersagen ich recherchierte. Edgar Cayce, das wohl begnadetste Medium des 20. Jahrhunderts. Man nannte ihn zu Recht den amerikanischen Nostradamus. Obwohl die Prophetie eine lange umstrittene Geschichte hat, berührte dieser großartige Mann mit seinen präzisen Aussagen Abertausende von Menschen. Gerade acht Jahre alt, schließt E. C. seine Augen und sagt Kriege voraus, diagnostiziert und heilt Krankheiten und beschreibt Veränderungen der Erde, die sonst nur Wissenschaftler erklären können. Man sagt, er konnte ein Buch unter sein Kopfkissen legen und wusste am nächsten Morgen den ganzen Inhalt, ohne je in das

Buch geschaut zu haben. 43 Jahre seines Lebens besitzt dieser Mann eine Fähigkeit, sich selbst in Trance zu versetzen, um seinem Gegenüber über dessen Vergangenheit, Gegenwart und Zukunft zu berichten. E. C. ist der wirklich bedeutendste Hellseher aller Zeiten. Seine Stärke war, in Trance Krankheiten zu diagnostizieren. Über 14000 seiner Privatsitzungen an Kunden sind in Virginia Beach, USA, nummeriert, protokolliert und katalogisiert. Sie sind die größte Sammlung weltweit, die aus einer einzigen Quelle stammt. Cayce behandelte viele verschiedene Themen. Nostradamus war einseitiger, aber beide Männer widmeten ihr Leben den Mitmenschen. Nostradamus war Arzt und Cayce ein Heilungsdiagnostiker. Nostradamus und Cayce begannen als Heiler, wurden aber in ihren späteren Lebensjahren beide berühmte Propheten.

Wenn Cayce sich auf sein Sofa legte, die Augen schloss und seine Hände auf den Solarplexus legte, reiste er durch Zeit und Raum und sagte Dinge voraus wie etwa: Dass der Nil einst in die Gegenrichtung geflossen war und direkt in den Atlantik mündete. In den 80er-Jahren zeigten Satellitenbilder unbekannte Flusstäler unterhalb der trockensten Saharagebiete. Weitere Bilder und Forschungen legen nahe, dass der Nil früher tatsächlich durch die Sahara in den Atlantik geflossen sein könnte.

Die vielleicht erstaunlichste Aussage von E. C.s Visionen in Trance hatte mit dem sagenhaften untergegangenen Atlantis zu tun. Nach Edgar C.s Ansicht war Atlantis der erste Garten Eden. Er existierte vor dem in der Bibel beschriebenen Garten Eden, in dem Adam und Eva lebten und der zwischen Euphrat und Tigris lag. Edgar Cayce sah Atlantis als wichtigen Kontinent mitten im Atlantik. Er war einst von Menschen bewohnt, die die Kräfte des Universums gut kannten und die sich diese Kräfte zum Bau von besonderen Maschinen und Kristallen zunutze machten. Doch nach Aussagen von Cayce missbrauchten die Bewohner von Atlantis ihre übernatürlichen Kräfte und Atlantis ging in einer Naturkatastrophe vor einigen Zehntausend Jahren unter.

Eine seiner sehr detaillierten Prophezeiungen besagt, dass Atlantis im Jahr 1968 wieder auftaucht. Das passierte jedoch nicht. Doch in jenem Jahr wird eine seltsame Felsformation bei den Bahamas entdeckt, die als Bimini Road bekannt wird. Die meisten Geologen halten sie für abgebrochene Felsen, doch machen diese einen Y-förmigen Bogen und das ist eher ungewöhnlich. Niemand hat bisher einen schlüssigen Hinweis darauf, der beweist, dass Atlantis unter den Bahamas liegt. Wenn doch, könnte das wiederum erklären, warum dort in den letzten 50 Jahren auf rätselhafte Weise so viele Flugzeuge und Schiffe spurlos verschwanden?

Näher darauf eingehend, behauptete Cayce damals, dass wir Menschen eines Tages ein besseres Verstehen für alles bekommen werden. Auch dass wir eigentlich alle fähig wären, Dinge vorauszusehen, wie er das konnte. Man müsse nur den Willen haben und den Preis dafür bezahlen, wie er das tat: in Selbstlosigkeit zu leben. Nur so könne man im Mitgefühl, im Unterbewusstsein des Mitmenschen lesen oder in der Akasha-Chronik.

Cayce behauptete, dass wir Menschen die Zukunft beeinflussen können. Der gleichen Meinung war auch Nostradamus. Nostradamus und Edgar Cayce teilten den Glauben an die Veränderbarkeit der Zukunft. Man versucht dabei gewissermaßen die Zukunft zu überreden oder zu überlisten. Warum fand Cayce es wichtig, die Zukunftsveränderung anzusprechen? Welche schrecklichen Prophezeiungen sah er für das 21. Jahrhundert? Er prophezeite schreckliche Veränderungen, Katastrophen, die unser Vorstellungsvermögen übersteigen, dramatische Wetterveränderungen, die eine große Reinigung einläuten. Auch dass sich die Rotationsachse der Erde ändere. Das wäre katastrophal, denn es müssten sich die gesamten Landmassen der Erde neu konfigurieren. Ozeane verschwänden, Täler und Berge würden sich verschieben.

Er behauptete, dass Europa sich geologisch und klimatisch blitzschnell verändern werde. Cayce sagte das als Folge der Polverschiebung voraus. Erstaunlicherweise sagte uns Cayce voraus, dass die Erde selbst uns vor der Polverschiebung warnt. Es werde Umbrüche an den Polen geben, die wiederum zu Vulkanausbrüchen in den heißen Erdzonen führen. Er erwähnte auch eine dreitägige Dunkelheit, zerstörerische Stürme und unzählige Erdbeben, die dem Polsprung vorausgehen. Ich muss hier nicht niederschreiben, dass sich die Erdbeben und Hurrikans in den letzten Jahren verdoppelt und sogar verdreifacht haben. Auch bin ich mir sicher, dass, wer mein Buch aufmerksam und herzfühlend liest, mit mir einverstanden ist, dass es an der Zeit ist, dass wir Menschen unser ganzes Bewusstsein auf die

Natur und ihre Begebenheit richten. Denn es ist doch so klar, dass wir Menschen es in der Hand haben, wie die Erde zukünftig existieren wird. Unser Verhältnis zu Mutter Erde, der Natur und ihren Lebewesen muss unbedingt noch heute neu überdacht werden. Sofortiges Handeln ist für uns alle lebens- und überlebenswichtig. Es ist die Macht der Gegenwart, an die Cayce schon damals glaubte. Wir Menschen haben unsere Zukunft in der Hand. Cayces Erbe an uns war und ist, dass wir Menschen verstehen lernen, warum wir überhaupt hier sind.

Meine Energiearbeit

Wenn ich nun mit meiner mittlerweile sehr gut trainierten Intuition einem Mitmenschen zum Beispiel erkläre, dass er oder sie eine momentane glückliche oder eher unglückliche, gestresst geprägte Zeit erlebt, dann lese ich das in seinem Energiefeld ab. Ich fühle die am Menschen gespeicherten Programme, die sich im Laufe seines Lebens angesammelt haben. Dann, beim medialen Arbeiten, begebe ich mich in die tieferen Energieschichten und lese in der Akasha-Chronik, die mit dem Energiefeld verbunden ist. Jetzt kannst du auch besser verstehen, warum man Visionen, eine etwas andere Art von Träumen, haben kann. Sie sind ein wunderbares Geschenk an uns Menschen aus dem Jenseits und man sollte sie immer ernst nehmen und nicht einfach ignorieren oder, wie in meinem Fall, zuerst auf die Seite legen.

Erfahrungen mit meinen Privatsitzungen

Als ich vor sechs Jahren anfing, mich zuerst medial auszubilden, wusste ich durch andere Studenten wie auch von meinen medialen Lehrern, dass ich von der göttlichen Quelle auserwählt wurde, um meinen Mitmenschen unterstützend zu helfen auf ihrem Weg (Lebensplan). Es klang unwahrscheinlich, aber ich spürte innerhalb eines halben Jahres dieses unbeschreiblich glückliche Gefühl tief in meinem Innern, das sich in den Gesichtern der Mönche oder anderer spirituell ausgerichteter Menschen widerspiegelt. Obwohl immer noch in der Traurigkeit über den Verlust meiner großen Liebe, Steve Lee, verankert, spürte ich von Woche zu Woche, wie sehr mir der Kontakt zu meinem höheren Selbst guttat.

Hatte ich mich davor viele Momente allein gefühlt, so suchte ich irgendwann mit meinen aktivierten Sinnen richtiggehend das Alleinsein. Denn was ich in der Stille in mir alles erlebte, konnte und kann mir kein menschlicher Freund geben. Damit du dir ein Bild eines weiteren Grunds meines inneren Glücklichseins machen kannst, möchte ich dir einige Erfahrungen aus meinen unzähligen Privatsitzungen – einige liegen bereits drei oder vier Jahre zurück – erzählen. Dabei konnte ich immer die Inspiration und Hilfe, die ich über das höhere Selbst, das bedeutet aus der göttlichen Quelle, bekam, meinen Kundinnen und Kunden mitgeben.

Vaterthema

Ein gutaussehender Mann, M., knapp 40 Jahre alt und geschäftlich erfolgreich, kam zu mir in die Sitzung. Er war einer der Kunden, bei denen ich von vornherein wusste (spürte), dass es eine emotionale Sitzung werden würde. Sein verstorbener Vater war mir schon am frühen Morgen zu Hause erschienen und bat mich, ihn unbedingt mit in die kommende Sitzung mit dem Sohn zu integrieren. Er hatte ihn als Jungen viele Male geschlagen. Die Schläge waren immer härter geworden und ein Freund des Vaters, der den kleinen M. sehr mochte, konnte bei einem überraschenden Besuch sogar verhindern, dass der Junge an diesem Abend nicht von den Schlägen getötet wurde, weil der Vater wie ein Irrer auf ihn einschlug.

Der väterliche Freund stand M. von diesem Tage an noch mehr als vorher zur Seite und konnte erwirken, dass M. bei ihm und seiner Frau aufwuchs. Die Mutter war nicht im Gespräch. Als M. mir gegenübersaß, spürte ich schon den Vater, der nur eines wollte, sich unbedingt entschuldigen und ihm mitteilen, wie sehr er ihn liebte und stolz auf ihn war, auch wie er ihn ständig begleite bei diesen und jenen Situationen. Dabei nannte er mir Daten und Events. Ich beruhigte den Vater mental und fühlte mich in den äußerlich sympathischen Kunden. Der berühmte Satz, wie sag ich's meinem Kinde, ergab hier Sinn, denn dieser Mann war nicht unbedingt spirituell ausgerichtet. So fing ich langsam an, mich an das Thema der Themen (sein Vaterthema) heranzutasten.

Da war die Beziehung, die gerade beendet war, er stimmte zu. Dann eine große Reise, die er so gern machen wollte, aber nicht sicher war, ob er sich beruflich einfach absetzen konnte. Das spürte ich ebenfalls richtig. So konnte ich ihm sagen, dass sein Vater hier mit uns anwesend sei und nur eines wolle, um Verzeihung bitten, damit er drüben seinen Frieden finden könne. Das Gesicht von M. verfinsterte sich noch mehr, als ich ihm sagte, dass ich vom Vater wisse, was er ihm alles angetan hatte. M. wusste nicht, ob er nun traurig oder wütend sein sollte, er war zu sehr überrascht, dass ich, eine fremde Person, die er noch nie gesehen hatte, so eine Verbindung herstellen konnte. Aber nicht nur das, er wollte auch wissen, wieso ihm sein Vater das angetan hatte.

Dabei ging es um so viele Konflikte. Ich erklärte M., dass er in erster Linie für sich selbst, nicht für seinen schon hinübergegangenen Vater in seine Heilung kommen müsse, indem er versuchen solle, zu verzeihen. So erreichte ich, dass M. endlich nach Jahren den Tränen freien Lauf lassen konnte. Ich spürte den Vater ebenfalls weinend und sagte M., dass sein Vater ihn jetzt umarme, umarme vor Glück, weil er (schon vor Jahren verstorben) einfach keine Ruhe wegen dieser schrecklichen Tat finden konnte. Oh mein Gott, wie viel Heilung da passierte, ich habe jetzt beim Niederschreiben wieder genau diese Hühnerhaut wie damals.

Der Anstoß für die Bereitschaft von M. zum Verzeihen aber war, dass mir der Vater viele Momente preisgab, mit richtigem Ort und Datum, wo er vom Jenseits aus seinen Sohn tröstete oder beschützte. Diese Tatsache half M. zu erkennen, dass sein Vater drüben alles erkannte, bereute und nur noch klären wollte. Es war für mich so wertvoll zu sehen, wie ein Mann die Sitzung mit straffem Rücken und frischer Erkenntnis, nämlich dass es ein Leben nach dem

Tod gibt, verließ. Ich hätte vorher niemals daran gedacht, dass ich ihn damit überzeugen und somit heilen könnte.

Er schrieb mir einen sehr schönen Dankesbrief, vor allem weil ich ihm ein neues, für ihn viel lebenswichtigeres Bewusstsein verschafft hätte. Meine Erfahrung: Wie gut es dem einzelnen Hinterbliebenen tut, wenn man aus dem Jenseits noch Konflikte klären kann.

Beziehungsende

Eine dunkelblonde Schönheit Mitte 30, I., saß mir gegenüber und ich sagte schmunzelnd: »Schau mal, was ich alles über dein höheres Selbst von dir bekommen habe.« Ich zeigte ihr mein volles A4-Blatt und sie guckte mich mit großen Augen an. Ihr Thema, warum sie gekommen war, stand zuoberst: Sie war seit zwei Monaten von ihrer langjährigen Beziehung getrennt. Ich spürte sofort, dass es riesige Kommunikationsprobleme zwischen dem Paar gab. I. war sehr eigenwillig und machte es somit ihrem ehemaligen Partner schwer, ein Gespräch zu führen. Ich sagte zu I.: »Weißt du, wenn du jetzt, nachdem du ihm keine SMS mehr beantwortet hast, den ersten Schritt machen und ihn anrufen würdest, hätte eure Beziehung noch eine Chance. Das wünschst du dir insgeheim nämlich sehr.«

Sie sah mich an und sagte: »Mensch, du hast ja so recht, er fehlt mir ja so sehr.« Ich fühlte, dass die beiden innerhalb eines Monats wieder zusammenkommen würden, aber nicht für immer, eher, um sich irgendwann ganz loslassen zu können, denn alles braucht seine Zeit. So wie man sich am Anfang annähert und zum Teil auch zusammenrauft, so braucht es auch die Zeit der Auflösung auf der Herzensebene.

Ich habe in den letzten Jahren in meinen medialen Beratungen vielen Menschen erklären müssen, dass es der Seelenplan manchmal vorsieht, dass man sich irgendwann genug gegenseitig erforscht hat und neue Wege für die weiteren Seelenerfahrungen eingeschlagen werden müssen, als am alten Gewohnten festzuhalten, wenn keine Liebe und Bereitschaft mehr vorhanden ist. Wer nicht wagt, gewinnt nichts. Dieser Satz ist stimmig, vor allem im emotionalen Bereich.

Zu I. zurück, nahmen wir noch die Familienthemen durch, mit dem geistigen Beistand der verstorbenen Großmutter, die in so großer Liebe für ihre Lieblingsenkelin kam, dass selbst mir fast die Tränen kamen. Wir verabschiedeten uns mit den Worten, dass I. mich anrufen solle, um mir Bescheid zu geben, ob das mit ihnen beiden wieder geklappt hätte. Einen Monat später schrieb mir I. Folgendes: Liebe Brigitte, ich glaube es nicht, mein (Ex-)Freund hat seit ein paar Tagen Kontakt mit einer anderen Frau, man sah die zwei beim Nachtessen in einem Restaurant und zwei Tage später in einer Bar. Du hast also nicht recht gehabt.«

Ich rief sie sofort an und fragte: »Hast du ihn denn nach unserer Sitzung angerufen?« Nein, war ihre Antwort: »Ich dachte, laut deinen Prognosen kommen wir ja sowieso wieder zusammen, so warte ich einfach mal ab.« Oh nein, mir wurde schnell klar, dass es diesem Mann ganz einfach verleidet war, er spürte I. nicht mehr. Sie hatte sich durch ihren Rückzug (keine SMS, kein Telefon) zu sehr von ihm entfernt, dabei wäre er bereit gewesen, aus seinen Gefühlen heraus, die ich wiederum gefühlt hatte, zurückzukommen. Ich sagte ihr sehr ernst: »Nun liegt es an dir, willst du ihn noch, dann rufe ihn gleich nach unserem Telefongespräch an, wenn nicht, dann lass es ganz bleiben. Er kommt beim besten Willen nicht von selbst, schon gar nicht, wenn man sich derartig zurückzieht.« Sie sprang über ihren Schatten und rief ihn unvermittelt an, danach ging es keine zwei Wochen und er zog wieder bei I. ein.

Meine Erfahrung: Auch wenn ich fühle, dass etwas zustande kommen kann, so entscheidet im Endeffekt immer der Betroffene selbst, ob er das in seinem Leben so möchte oder auch nicht. Wir haben alle unseren freien Willen und somit können wir alles, auch Vorbestimmtes, verändern oder gar verhindern.

Eigener Wille

Da hatte ich eine ähnliche Erfahrung mit einer tollen und liebevollen Frau Ende 30. Sie kam aus ihren Ferien und wünschte sich ein Gespräch mit mir. Wir hatten schon ein paar Monate zuvor eine mediale Sitzung gehabt, bei der alles unwahrscheinlich authentisch mit meinen Wahrnehmungen übereinstimmte. So wusste ich, da gab es einen Mann in ihrem Leben, der ihr unglaublich viel bedeutete, der aber seit Jahren nicht wusste, was er wollte, vor allem in der Beziehung zu E. Er suchte immer wieder ihre Nähe, um dann, sobald sie ihm ihr Herz öffnete, wieder zurückzukrebsen. In ihrem Urlaub besuchte sie einen Kartenleger und der sagte ihr, dass sie eine unglückliche Beziehung in ihrem Leben hätte, die sie noch zwei Jahre ertragen müsse, dann hätte sie genug und beende sogar ganz den Kontakt. Genau dann, nur ein paar Wochen später, würde der richtige Mann in ihr Leben kommen, etwas jünger, aber bereit, mit ihr durchs Leben zu gehen und sie zu heiraten. Sie würde sehr glücklich werden.

Sie schaute mich traurig an und meinte: »Brigitte, das schaffe ich doch nicht mehr, den noch zwei Jahre zu ertragen. Ich weiß ja schon aus eigener Erfahrung, dass das nichts werden wird, und jetzt noch das von diesem Kartenleger, was mache ich nur?« Ich schaute sie schmunzelnd an. »Meine Liebe«, antwortete ich, »beende es jetzt gleich und erlöse dich von ihm ganz und gar, ohne weiteren Kontakt, dann darf dein Traummann schon dieses Jahr kommen. Du bist deines eigenen Glückes Schmied, du allein bestimmst die Zeit.« E. schaute mich ein bisschen verwundert an und meinte: »Ja denkst du, das funktioniert so?«

»Nun, möchtest du deinen Mann des Lebens in dein Energiefeld ziehen, dann musst du deinen Herzensraum vom ›alten Müll‹ befreien.« E. fuhr nach Hause und beendete in der gleichen Woche diese längst fällige Freundschaft. Ich schwöre bei Gott, dass die kommenden Zeilen der vollen Wahrheit entsprechen. Es vergingen ungefähr sechs Wochen und E. rief mich an: »Brigitte, ich glaube, der Mann ist gekommen, wir treffen uns morgen Abend zum Nachtessen und haben schon mindestens fünfmal stundenlang miteinander telefoniert.« Es fühlte sich für mich so stimmig an, dass ich ihr mit bewegter Stimme nur das Beste für den kommenden Abend wünschen konnte. Sie sahen sich, drei Monate später zog sie in seine Wohnung und zwei Jahre später heirateten sie.

Es gibt sie, diese wunderbaren Momente, wo Wünsche zeitlich genau stimmend in Erfüllung gehen, aber nicht bei allen und jedem. Deswegen muss man genau formulieren, wenn man Wünsche ins Universum gibt. Was ebenfalls wichtig ist, dass man immer zuerst etwas beenden sollte, bevor man etwas Neues beginnt. Da alles aus Energie besteht, Gefühle, Handlungen und Wirkungen, ist es nicht stimmig, wenn jemand sagt, er oder sie hat gleich ihre (problembeladenen) Baustellen oder den vollen Problemrucksack mitgebracht. Der neue Partner leidet unweigerlich mit, was der andere aus vorherigen Beziehungen mitbringt. Es kann mir niemand erzählen, dass er oder sie die neue Liebe richtig genießen kann, wenn alter Schmerz noch geheilt werden muss.

Natürlich kann eine neue Liebe unwahrscheinlich helfen, alten Schmerz besser zu verarbeiten und zu heilen, aber das passiert eher bei Situationen, bei denen es Todesfälle von einem geliebten Partner gab. Wenn ein Partner den anderen verlässt, weil er was (fühlt sich jeweils so an) Besseres gefunden hat, dann ist der Krieg aus dem Schmerz des Verlassenen schon vorprogrammiert. Das durfte auch ich in meinen vergangenen Jahren erfahren. Ich war zwar nicht die

Verlassene, aber dadurch, dass ich »die Neue, die schuld an der Trennung sein muss«, war, wurde ich unweigerlich mit der starken negativen Energie des Hasses und der Eifersucht, konfrontiert. Es nützte auch nichts, wenn mir mein Partner versicherte: »Glaube mir, wenn es du nicht wärst, dann wäre es eine andere gewesen, aber sicher nicht mehr meine ehemalige Partnerin, mit der ich nur noch unglücklich war.«

Es muss leider immer einen Täter geben und natürlich das Opfer dazu. Da wir hier im dualen Universum leben, in dem die Dualität täglich, stündlich, sogar jede Minute wirkt, gehört das Thema Beziehungskonflikte zum täglichen Leben und dessen Handlungen und den Wirkungen. Natürlich würde ich heute mit meinem Bewusstsein in einer sich wiederholenden ähnlichen Situation anders reagieren, aber nur, weil ich die Erfahrung damit kenne und weiß, wie es sich anfühlt. Den jungen Menschen fehlt meistens einfach die Erfahrung und das Gefühl, dieses Erlebnis anders zu bewältigen und somit zu erleben.

Freiraum schaffen

Eine andere Frau, D., die zu mir in die Sitzung kam, weil sie unbedingt wissen wollte, warum sie dies und das in den letzten Monaten erleben, ertragen musste, machte auf mich einen starken Eindruck. Sie war sehr liebevoll und mitfühlend, um die 40 und kam auf Ratschlag einer anderen Kundin, die ich bat, mir nichts von dieser Frau zu erzählen, weil ich sonst meinen Verstand hineinbringe und dann nicht mehr gut mit meinen Sinnen arbeiten kann. Ich nahm sofort eine starke Ermüdung an ihr wahr und ein Gefühl von »es ist mir alles verleidet«. Ich spürte sehr viel Unverstandensein in ihrem Energiefeld und so viel Traurigkeit darüber. Es fühlte sich zu emotional an, als dass es beruflich war. Ich spürte einen Mann, der der Grund war, aber da ich auch eine starke Liebe spürte, hatte dieses Unverstandensein nicht direkt mit dem Partner zu tun, sondern mehr indirekt. Wie recht ich hatte, kam bald an den Tag.

Sie lebten mit den Kindern aus seiner ersten Ehe zusammen und die Exfrau hetzte die Kinder sehr gegen die liebevolle Frau D. auf, die es nur gut meinte. Sie blieb extra zu Hause respektive arbeitete nicht, erzog die zwei kleinen Kinder ihres Partners und verrichtete auch den ganzen Haushalt. Die leibliche Mutter hingegen ging arbeiten und hatte deswegen nicht die Zeit, die eigenen Kinder großzuziehen. Die Karriere war ihr wichtiger, das war auch der Grund der Trennung. In solchen Momenten muss ich immer aufpassen, sehr bei mir zu bleiben und keine Partei zu ergreifen. Ich darf und kann nur aufzeigen und ja nicht urteilen. Ich hatte so viel Mitgefühl für diese Frau und umarmte sie einfach ständig. Weder die Exfrau noch der Partner von D. wussten, dass sie mit D. einen Sechser im Lotto gewonnen hatten, denn die Kinder liebten D. über alles.

Sie waren allerdings jedes Mal komisch mit ihr, wenn sie vom Wochenende mit der Mutter nach Hause zum Papi und seiner Partnerin kamen. Wenn sich dann D. bei ihrem Partner beklagte, nahm der manchmal sogar seine Exfrau in

Schutz oder meinte, dass D. maßlos übertreibe. Was konnte ich D. raten? Ich lehrte sie zu meditieren, riet ihr, einem Hobby nachzugehen. Sich Zeit für sich zu nehmen, indem der Vater auch mal unter der Woche allein etwas mit den Kindern unternahm. Beim spirituellen Heilen nahm ich eine kleine Zyste im Brustbereich wahr, was ich D. sofort mitteilte. Auch dass sie mit dem kleineren Kind vom Partner in einem früheren Leben zusammen war, und zwar war es damals ihre Tochter, in einer innigen Verbindung. Aber weder den Partner noch das andere Kind sah ich in einer früheren Konstellation mit D. vereint.

Ich erklärte ihr nach dem Healing, bei dem ich seit meiner Trance-Heilungsausbildung sehr viele Bilder und Impulse aus vergangenen Leben bekomme, dass sie all das auf sich nehme, weil die Kleine vom Partner einmal ihre Tochter gewesen sei, und dass sie der Hauptgrund sei, warum sie dieses ganze »Theater« überhaupt noch mitmache. Ihre Reaktion sprach Bände. Die Tränen liefen ihr unaufhaltsam die Wangen hinunter und sie erklärte mir schluchzend, dass sie schon dreimal die Koffer gepackt hatte und jedes Mal wegen des kleinen vierjährigen Mädchens blieb, weil sie spürte, wie sehr das Mädchen an ihr hing und eigentlich auch sie vom ersten Moment an dieses sonnige Wesen in ihr Herz geschlossen hatte, im Gefühl »wie Liebe auf den ersten Blick«. Auch war sie bereits beim Arzt gewesen wegen der Schmerzen in der Brust und man behandelte sie schon wegen der Zyste.

Ich war einmal mehr unwahrscheinlich dankbar, dass ich mit dieser Gabe eine weitere tolle Person so weit unterstützen konnte, dass sie unsere gemeinsame Sitzung ernst nahm. Sie räumte sich mehr Zeit für sich ein, fuhr auch mal allein in die Ferien und erreichte somit, dass es plötzlich große Dankbarkeit und Anerkennung für sie gab. Vor allem machte es sie glücklich, wie sie mir Monate später berichtete, dass ihr Partner mit Herz und Seele um sie kämpfte. Das war Musik in meinen Ohren. Eine Beziehung ist so lange glücklich, wie man einander akzeptiert und respektiert. Verlieren sich diese wichtigen Eigenschaften, dann verliert sich auch irgendwann das Gefühl von lieben und geliebt zu werden.

Meine Erfahrung aus diesem Reading war, dass es immer schwierig ist und sein wird, sich gut in einer Patchworkfamilie einzubringen und vor allem integrieren zu können. Obwohl diese Art der Familienkonstellation in der heutigen Zeit »gang und gäbe« ist, gibt es fast immer jemanden, der darunter leidet. Ich kann nur jedem raten, eine offene Art der Kommunikation zu pflegen, sich sofort zu schützen und neue Möglichkeiten zu finden, wenn man unter dritten Personen zu leiden beginnt, die man akzeptieren muss, weil sie zu der neuen Liebe gehören.

Eine Sitzung, die ich nie vergessen werde

Ich lernte eine Frau kennen, die mich nach einigen Treffen aus geschäftlichen Gründen zu sich nach Hause zum Kaffee einlud. Ich wusste nicht, wie ich die Frau einordnen sollte. Sie war nett, hatte aber extrem viele braune Flecken in ihrem Energiefeld. Ich wusste daher von Anfang an, dass diese Frau zwei Seiten lebte, eine dunkle und eine kreative. Sie hatte viel Schönheitssinn und Ästhetik, daher nahm sie ein nicht hellsichtiger Mensch, der sie nicht näher kannte, nicht als bösartige Person wahr. Ich lernte zuerst ihren Sohn, ein Karrieretyp, kennen, der sehr nett und korrekt war, danach die Tochter. Unwahrscheinlich, als dieses wunderbare Wesen vor mir stand, ging mein Herz weit auf. Ich bekam Impulse aus der geistigen Welt, eine feine Stimme flüsterte mir damals zu: »Bitte schaue gut auf meinen Engel, sie braucht einen Menschen wie dich in ihrer Nähe.« Damals wusste ich nicht genau, was dieses Lichtwesen damit meinte.

In der Zwischenzeit konnte und kann ich es mir gut vorstellen, denn eines Tages, nachdem dieses Engelswesen (die Tochter) bei mir in der Sitzung war und alles so stimmte, was ich für sie von oben bekam, stellte sie mir ihren neuen Freund vor. Zum Glück, denn der war es, der mich Monate später total außer sich anrief, um mir mitzuteilen, dass »unser Engel« sich in der Nacht zuvor versucht hatte umzubringen und es so gut vollbrachte, dass die Ärzte pausenlos um ihr Leben kämpfen mussten.

Sie blieb dann einen Monat an den Maschinen hängend auf der Intensivstation und ich durfte dort praktisch ein und aus gehen, weil die Geräte jedes Mal, wenn ich ihr Heilung gab, sehr positiv reagierten. Ich wusste schon beim ersten Reading, dass die Mutter ihr Thema war und dass sie aus sehr unschönen Kindheitstraumen rauskommen und sich heilen lassen musste. Ich zeigte ihr aber auf, dass die

Mutter nichts dafürkonnte, dass sie sich manchmal wie ein Teufel benahm. Es waren diese dunklen Energien, die sie dicht an ihrem Energiefeld kleben hatte. Sie war eigentlich auch nur ein Opfer davon respektive die Marionette, die es der ganzen Familie immer wieder unerträglich machte. Dank diesem Aufzeigen der Dinge schaffte es unser Engel, in die Vergebung zu gehen. Vergeben und verzeihen ist das Wichtigste im Prozess der Herzschmerzheilung.

Nach langer Zeit der Genesung und diversen Ausbildungen, die sie vorwiegend bei mir tätigte, gelingt es unserem Engel heute, selbst als heilendes Medium zu arbeiten. Ich denke, das Raten ist nicht schwer, mit welchen geistigen Helfern sie zusammenarbeitet? Es sind natürlich die Engel.

Meine Erfahrung mit dieser außergewöhnlichen und doch alltäglichen Situation: Gleich am Anfang meiner Ausbildungen befasste ich mich mit dem Thema Fremdenergien und fand heraus, dass ein generell lichtdurchfluteter Mensch, der sich gesund ernährt und ein hohes Bewusstsein hat, sich nicht wirklich Sorgen zu machen braucht, dass er von schlechten Fremdenergien heimgesucht wird. Es sind eher die Suchtkranken wie Drogen- oder Alkoholabhängige, deren Aurafeld durch die Süchte große Löcher aufweist und genau durch diese Löcher können die erdbezogenen, eher dunklen Seelen eindringen. Es gibt Seelen, die hinübergehen und die Erinnerung, wie die Energie der Sucht, noch so stark im Seelenbewusstsein vorhanden haben, dass sie nicht sofort ins Licht gehen möchten. Um aber noch im Diesseits, also bei uns hier, existieren zu können, brauchen sie Energie und die saugen sie von ähnlich kranken Menschen ab, wie an einer Tankstelle. Warum Kranke? Weil Gesunde keine Löcher im Aurafeld haben.

Natürlich gibt es auch Situationen wie bei dieser eher bösartigen Mutter, bei der eine längst verstorbene Seele noch am Energiefeld kleben kann und sich so wohlfühlt, dass sie gar nicht ganz hinüberwill. Genau dann kommt es zu diesen unberechenbaren Momenten, wo der besetzte Mensch durch die Manipulation der Fremd-Energie (Seele) sein ganzes Wesen verändert und »schlecht« wird, sei es durch Alkohol oder auch nicht, sicher ist aber, dass es immer in einem Moment stattfindet, in der es der Person selbst nicht so gut geht. Bei Depressionen kann es sogar zum Dauerzustand werden. Erkennt das aber der Betroffene und geht in die Heilung, Meditation und Vergebungsarbeit, dann fühlt sich diese besetzende Seele nicht mehr wohl. Mit anderen Worten, desto mehr göttliches Heillicht den Körper durchflutet, desto enger wird es für die »schlechte Energie«. Am Ende sucht sie im wahrsten Sinne das Weite. Es ist mir bewusst, dass diese Erkennung sich sicher unglaublich anhört, aber wenn du siehst, was um uns herum alles passiert und wie viele Menschen in einer Krankheit feststecken, musst auch du zugeben, dass wir alle hier auf Erden dringend mehr Bewusstsein darüber und vor allem über physische und psychische Heilung brauchen.

Eine Sitzung zum Thema Anhaftung

Eine etwas in sich gekehrte Frau setzte sich eher verschlossen als mir gegenüber offen auf ihren Stuhl, vis-à-vis von mir. Ich fragte sie augenzwinkernd, ob es ihr unangenehm sei, dass wir nun medial zusammenarbeiten werden und ich ihr vor allem ihr Verhalten aufzeigen würde. Nein, nein, war ihre Antwort, es war anscheinend nicht die erste Sitzung für sie. Nun fing ich mit viel Feingefühl an, ihr ihr Verhalten gegenüber sich selbst und anderen aufzuzeigen. Ich hatte schon vor ihrem Eintreten gewusst, dass bei dieser zu mir kommenden Kundin ihr ganzes Denken und somit Handeln unbedingt auf den Tisch geholt werden musste. Sie war in ihrer Überzeugung so festgefahren, dass ihre ganze Familie an ihrer Unzufriedenheit und Blockade auf dem Weg zum Glück schuld sei. Auch war sie sich sicher, dass man ihr einen Fluch aufgesetzt hätte, damit sie nie glücklich werden konnte und einfach alles schieflief. Ich hatte diese Zeilen genau so von ihrem Spirit bekommen und niedergeschrieben. Sie staunte sehr, aber anstatt traurig über diese Tatsache zu sein, war sie plötzlich euphorisch: »Ja sehen Sie, Brigitte, mein Geistführer bestätigt, was ich immer sagte und somit fühlte.«

Nun musste ich ihr aber beibringen, dass sie mit genau diesen Überlegungen gegen Positives ankämpfte, denn weder waren ihre Eltern schuld an allem, noch hatte sie gegen einen Fluch anzukämpfen. Es war ihre eigene produzierte negative Wahrnehmung, die sie blockierte. Nachdem ich ihr mit ihren Interpretationen, die fast zehn Minuten auf mich niederprasselten, Luft verschaffte, konnte sie mir in ruhiger Erwartung besser zuhören: »Liebe A., mit deinen täglichen Gedanken erschaffst du deine Gefühle und somit deine gesamte Lebenswirklichkeit. Was du also über dich denkst, so behandeln dich die anderen. Was du zudem über deine Mitmenschen denkst, bestätigen sie dir, wie bei einem Spiegel. Alles, was du gegen andere richtest, richtest du eigentlich gegen dich selbst, denn jede Ursache hat auch eine Wirkung. Sprechen wir zum Bespiel böse über jemanden anderen, so wird sich entweder derjenige komisch verhalten, der es mit anhören musste, oder der andere, dem es galt, wird dementsprechend reagieren. Auch wenn es ihm vielleicht von niemandem erzählt wird, so wird er es in seiner Seele spüren, dass ihm die andere Seele (die über ihn schlecht spricht) nicht so gut gesinnt ist. Wie auch immer wird es eine Wirkung haben.«

Da sich A. vorwiegend über ihren schlechten Zustand gesundheitlich und allgemein geäußert hatte, fand ich es wichtig, ihr in dem Bereich zu zeigen, dass man mit seinen Gedanken eine Wirklichkeit produziert. Es war deswegen kein Wunder, dass bei A. ziemlich alles schieflief. Die Frage, wie komme ich da raus, war sehr leicht zu beantworten, braucht aber Willen, Bereitschaft und Geduld. Es gilt zu erkennen, dass, egal wie die Eltern waren, es nur um eines ging, dass sie uns von Kind auf lehren, was gut und was schlecht ist. Ich persönlich glaube fest daran, dass ich mir meine Eltern noch vor der Inkarnation ausgesucht habe, damit ich dank ihrer Fehler viel lernen und somit sehr jung große Erfahrungen machen durfte, die mir die nötige Kraft gaben, um schon sehr früh auf eigenen Beinen zu stehen.

In dem Moment, in dem wir anfangen, nicht mehr andere in unserem Leben zu beschuldigen, sondern uns selbst auseinanderzunehmen, um zuerst in die eigene Vergebung zu gehen, damit man danach den anderen ebenfalls verzeihen kann, passiert ein großes Stück Heilung auf unserer Herzensebene. Das bewirkt eine neue Leichtigkeit und bessere Bereitschaft, die alten Gedankenmuster aufzulösen, loszulassen und die neuen zum Herzensheil passenden Gedankenmuster herzuholen. Ich nenne das immer das Herzchakra neu ausrichten. Natürlich schafft man das nicht allein zu Hause. Bis man sich an diese sehr positiven Übungen gewöhnt hat, biete ich sie in meinen Meditationsabenden an. Wir gehen dabei zuerst immer in die Stille, reisen in unsere Mitte, indem wir uns, von mir geführt, in die tiefere Seelenebene begeben, und leeren den Herzensraum von »altem Müll«. Danach füllen wir ihn mit göttlicher Heillichtenergie auf, um danach in den total neu ausgerichteten Herzensraum positive Gedanken und Wünsche einzugeben, die sich durch viele Wiederholungen manifestieren. Natürlich sieht man diese heilende Energie nicht visuell, dafür kann man sie spüren.

Meine Kundin A. wurde bei unserer Sitzung gleich mit dieser Übung konfrontiert, danach gab ich ihr noch spirituelle Heilung, bei der ich hinter ihr stand und einfach Kanal war, mit meinen Händen auf ihren Schultern liegend und dem Wunsch, dass die göttliche Quelle dort heilen möge, wo A. es am meisten brauchte. Ich vergesse nie mehr ihren wunderbaren Gesichtsausdruck nach der Behandlung. Sie war zutiefst berührt von allem, was sie von mir zu hören bekommen hatte. Da es ihr so enorm gut ging nach der Sitzung, entwickelte sie auf der Stelle den Willen und die Bereitschaft, alles zu erlernen und mitzumachen, um dieses Gefühl, das sie im Moment der Sitzung spürte, für immer behalten zu können. Ich war so glücklich für A., denn ohne dass ich etwas dafür tun musste, wurde A. ein Dauergast bei meinen Meditationsabenden und Seminaren rund um die Herzensheilung und mehr Bewusstsein.

In der Zwischenzeit hilft sie ihren Familienmitgliedern mit viel Elan, anstatt wie früher sie zu beschuldigen oder ihnen aufzuzeigen, was sie zu ihrem besseren Wohlgefühl alles tun könnten. Menschen wie A. und noch viele mehr geben mir täglich die Motivation, auf diesem Weg zu bleiben und weiterhin mitzuhelfen, in der Seele heil zu werden, damit unsere Welt wieder mit etwas mehr Licht erhellt wird. Meine Erfahrung bei dieser Sitzung zeigte mir, dass es nicht immer Fremdenergien sind, die unser Leben negativ erleben lassen. Nein, es kann auch der Gedanke, die Idee reichen, dass man sich so etwas als »persönliche Entschuldigung« einreden kann und durch die Macht der Gedanken das Negative somit auch anzieht. Es ist wie ein Teufelskreis. Man beschuldigt andere, bildet sich ein, dass diese Tatsache einen erleichtert, aber eigentlich ist Schuldzuwendung sehr kontraproduktiv für das eigene Seelenheil. So finde ich es wichtig, am Abend vor dem Zubettgehen sich zu überlegen, was war heute, wo handelte ich richtig, wo falsch. Was kann ich daraus lernen, was sollte ich auf keinen Fall wiederholen. Gibt es einen entstandenen Konflikt, sollte man den gleich am nächsten Tag regeln. Man ist so reagierend immer mehr in der Leichtigkeit und im Glücklichsein verbunden, als wenn man Konflikte vor sich herschiebt. Wenn man einen geliebten Menschen verloren hat, ist es ebenfalls sehr wichtig, die Trauer loszuwerden, weinen zuzulassen und sich mitzuteilen, anstatt sich ins Kämmerchen zurückzuziehen. Diese Form der Energie (Traurigkeit) existiert meist deswegen, damit durch diesen durchlebten Prozess auch Heilung passieren darf.

Wenn ein Mensch eine Depression durchlebt

Hier ist deutlich zu unterscheiden, ob die Person eine momentane Verstimmung durchmacht oder ob sie an Depressionen leidet. Selbst bei Depressionen gibt es noch verschiedene Arten. Es handelt sich klar und erkennbar um eine Krankheit, die ich mit tiefem Respekt betrachte. Da ich in meiner Vergangenheit ebenfalls einmal über ein Jahr lang an einer Depression litt, weiß ich genau, wovon ich spreche. Ich litt still vor mich hin, ohne zum Arzt zu gehen, und fiel deswegen in ein so tiefes seelisches Loch, dass ich damals mit Lebensmüdigkeit zu kämpfen hatte, die mich von einem Moment zum anderen überfiel, und ich vor lauter Hilflosigkeit fast nicht weiter wusste.

Ich fühle daher sehr mit meinen Kunden, die durch diesen Prozess gehen müssen, und habe tiefsten Respekt gegenüber der Situation. Einige Personen habe ich deswegen schon zum Psychologen oder mindestens zum Arzt geschickt. Der Grund ist einfach, ist eine Person durch die depressive Situation so müde und lustlos, hat sie auch nicht die Kraft, meine spirituellen Ratschläge zur Herzensheilung und somit zur inneren Befreiung zu befolgen. Sie muss meistens zuerst Antidepressiva nehmen, um wieder aus dem Loch herauszufinden, bevor ihre alten Kräfte zurückkehren und sie dann den Willen entwickeln kann, mit mir medial zu arbeiten. Natürlich spreche ich hier von einer manischen oder tiefen Depression.

Bei einer leichteren Form lässt sich mit spirituellem Heilen sehr viel erreichen, da der Kunde auch die Bereitschaft dazu hat, geheilt zu werden. Es ist zu vergleichen wie beim Rauchen. Ist ein Raucher in seinem Denken nicht bereit aufzuhören, kann man weder mit Hypnose noch mit Anti-Raucher-Pflastern etwas erreichen. Ohne Bereitschaft geht nichts, auf keiner Ebene. Ich kann deshalb aus meiner vergangenen Erfahrung nur eines sagen, wenn jemand bemerkt, dass er dauernd müde, lustlos und traurig ist, sollte er sofort handeln, bevor er in dieses »seelische Loch« fällt. Der Gesundheitsprozess ist viel kürzer und ich kann mit meiner Art von Heilung viel mehr erreichen, als wenn es zu einer psychischen Erkrankung kommt.

Warum ich weiß, dass ich nie mehr in eine Depression fallen werde? Durch mein tägliches Meditieren habe ich eine derartige Lebensfreude und Gelassenheit erreicht, dass solche traurigen Formen von Energien schon vor meinem Energiefeld verpuffen. Auch wenn mir ein Mensch wehtun würde, würde ich es mit meinem erweiterten Bewusstsein so ansehen, dass er oder sie sich damit auseinandersetzen müsste, da ich ja nur ein »Werkzeug« bin oder war, das sich zur Verfügung stellte, damit der andere etwas daraus lernen kann. Wenn du lernst so zu reagieren, dann kann dir niemand mehr »Seelen-Schmerz« bescheren, du bist vereint mit der göttlichen Liebe. Sei dir gewiss, du bist aus der universellen Liebe gekommen, um hier auf Erden deine dir auserwählten Aufgaben zu tätigen und daraus zu lernen, um in deiner Seelenqualität weiterzukommen. Dann, wenn du alles hier erledigt hast, gehst du eines Tages wieder in diese wunderbare universelle Liebe zurück, um dich vom Erdenleben zu erholen.

Die Heilgruppenenergie

Da ich schon seit über fünf Jahren Meditationsabende anbiete, wissen meine Teilnehmer, sogar als Anfänger schon spürend, wovon ich hier spreche, wenn ich die Heilgruppenenergie erwähne. Es ist einfach fantastisch, was bei uns jeweils an Heilung geschieht, wenn wir uns als Meditationsgruppe zusammenschließen. Wir gehen dabei zuerst in die eigene Stille, dann öffnen wir im göttlichen Schutz unser Kronenchakra (oben in der Mitte des Kopfes) und lassen dort die göttliche Heillichtenergie langsam einfließen, durch unseren Körper hindurch und somit in jedes Organ. Danach senden wir das göttliche Licht der Person links und rechts von uns. So haben wir eine konzentrierte Gruppenheilenergie geschaffen.

Mit dieser Energie arbeiten wir den ganzen Abend. Wir senden dieses Heillicht auch an Angehörige, in Krisengebiete, aber auch in die ganze Welt hinaus und ganz, ganz wichtig in unsere Mutter Erde. Wir danken ihr jedes Mal für ihre Geduld und Fürsorge um uns und für uns Lebewesen. Dank ihr haben wir Sauerstoff zum Atmen, Licht zum Existieren, Nahrung und vieles mehr. Ich weiß von

Tausenden von Menschen auf unserem Planeten, die sich in Gruppen zusammentun, um für die Natur und den Weltfrieden zu beten.

Weil aber nicht alle Leser, die ihr mein Buch lest, zu mir in die Meditation kommen können, habe ich extra eine Meditations-CD aufgenommen. Bitte höre sie dir immer wieder an und beteilige dich neben Heilung für dich auch an der Heilung für unsere Mutter Erde. Und sei dir bewusst, du bist ein Teil vom Universum. Bist du in der Heilung und mit Gott innig verbunden, schaffst du allein schon, dass die universelle Liebe ein Stückchen stärker geworden ist. Indem du deine Liebe und Heilung an dein Umfeld weitergibst, bist du persönlich an der Verbesserung unserer Weltlage beteiligt, denn wir, du, ich, alle, wir sind alle eins und stammen aus der gleichen göttlichen Quelle.

Meine Seminare zur Heilung des Herzens

Ich finde es stimmig, nach den eher traurigen und natürlich ebenso realistischen Visionen und Forschungen, die ich oben niederschrieb, meine Heilarbeit für den Mitmenschen und die Natur hier noch etwas tiefergehend zu erwähnen. Es ist ja klar, dass inneres Erwachen zum Seelenheil mit einem geduldigen Prozess verbunden ist. Man stelle sich nur vor, wie verstrickt und verinnerlicht der Mensch in seinem geprägten Lebensprogramm steckt. Dieses langsam zu verändern und bei Bedarf auch komplett umzugestalten, bedarf sehr viel Willen, Bereitschaft und auch ein Stückchen Demut. Aber für das Geschenk, das auf dich wartet, ist es der Mühe wert.

Um in tiefere Seelenebenen zu gelangen, muss man sehr viel in sich aufräumen, in die Eigenliebe kommen, achtsam werden und große Empathie entwickeln. Für diesen Prozess habe ich spezielle Seminare entwickelt. Sie basieren alle auf Seelenarbeit, Eigenliebe und Heilung, um danach herauszufinden, welche Berufung man in sich trägt. Dazu gehört auch Intuitionstraining, das heißt mit unseren Sinnen fühlen, riechen, sehen und sprechen können. Dazu lernt man, den Verstand völlig zurückzunehmen.

Ich zeige dir, dass die Bewusstseinserweiterung nicht aufhört, wenn man zwei, drei Bücher darüber gelesen hat oder ab und zu mal in die Meditations-CD reinhört. Du solltest eine grundlegende Lebensumstellung vollbringen, damit du endlich zu deinem wohlverdienten Seelenglück gelangen darfst. Damit du dich im Spiegel anlachst und deine Augen, die die Seele widerspiegeln, leuchten. Die Menschen dich wahrnehmen und dir ein Lächeln schenken, weil du es ihnen mit deiner Präsenz auf ihre Lippen gezaubert hast. Denke daran, du bist wundervoll, du bist die Liebe und somit bist du eine Seele, die zum Weltfrieden verhilft.

Gottes Segen für dich, der/die du alle diese Ziele und Vorstellungen teilst, lebst und möglichst vielen Menschen weitergibst!

Deine Brigitte

Danksagung

Dieses Buch entstand, weil mir in der Zeit nach dem Tod meines über alles geliebten Lebenspartners Steve Lee viele wunderbare Menschen sehr nahe und unterstützend zur Seite standen. Sie gaben mir jeder Freundschaft auf ihre Art, die Kraft und das Vertrauen in mich, dass ich mir die wichtige Zeit nehmen konnte, um diese Themen in meinem Buch, die ich durch viele Schulungen im In- und Ausland vertiefte, trainieren und niederschreiben zu können.

Von Herzen danke ich:

Sabine Giger vom Giger Verlag für dein großes Vertrauen und die einfühlsame und mich motivierende jahrelange Freundschaft, dass ich wieder ein weiteres Buch mit dir herausbringen durfte.

Kai Mügge und seiner Frau Julia, die ich beide ganz besonders tief in mein Herz geschlossen habe. Durch Kais Berufung als Trance- und Materialisationsmedium, die ihn schon um die halbe Welt touren ließ, durfte ich mit seiner Geduld und Vertrauen in mich verschiedene Trance-Techniken kennenlernen, dank derer ich heute in tiefste Energie-Dimensionen eintauchen kann, um Menschen beraten und mitheilen zu können. Auch ein inniges Dankeschön für dein wunderbares Vorwort, lieber Kai.

Weiter möchte ich persönlichen Freunden danken wie: Antonio Balzarini, Dr. W. Guyer, Prinz Mishaal al Saud und Familie, Dr. H. U. Schaer, Walter Kamm, Gründer von Globetrotter Group, Reisebüros, Bruno Mächler, sowie meiner Seelen-Familie Hartmann und vielen alten und neuen Freunden, wie Jolanda Risi, Chözom Stuck, Tanja Friedl, Stephanie Walz, Cornelia Winkler und noch unzähligen mehr, die mich ständig begleiten, motivieren und unterstützen. Dank euch allen habe ich mein Herz auf die Zunge genommen und danach auf die Schreibfeder projiziert.

Mein Herzenswunsch ist es nun, dass meine Zeilen eine tief greifende Erkenntnis hervorrufen, Befreiung auslösen und somit die alten selbst errichteten Kerker aufbricht. Möge die Erde unsere Heilung widerspiegeln.

Speziellen Dank an Steve Lee, für deine ewige Liebe und Unterstützung auch aus dem Jenseits sowie deine spezielle Heilenergie, die mich nach wie vor begleitet. Du bist in meinem Herzen auf immer und ewig.

Zuletzt, aber dafür am wichtigsten ist mein Dankeschön an meine beiden Töchter Tatjana und Isabelle, ihr seid mein Geschenk vom Himmel und ich liebe euch über alles und ewig, eure Mom!

Über die Autorin

Brigitte Voss, 1959 in der Schweiz in Bern geboren und aufgewachsen, arbeitete in jungen Jahren, bedingt durch ihren Gewinn als »Miss Schweiz 1981«, jahrelang als internationales Fotomodell. Sie wurde Mutter von zwei Töchtern und lebte mit ihrer Familie unter anderem zehn Jahre in Rom, Italien, wo sie auch in einigen italienischen Filmen mitwirkte. Zurück in der Schweiz lebte sie weitere zehn Jahre im Tessin. Nach der Trennung vom Vater ihrer Kinder war sie sieben Jahre lang an der Seite des erfolgreichen Rocksängers Steve Lee von der Rockband Gotthard, ihrer großen Liebe. Bis zu dem Tag, an dem Steve bei einer gemeinsamen Harleytour in Nevada, USA, auf dem Pannenstreifen hinter ihr anhaltend von einem 20 Meter langen Truck erfasst wurde und tödlich erschlagen auf sie fiel und ihr damit das Leben rettete. Sie bekam dort unmittelbar eine so tiefe Bewusstseinserfahrung, zu vergleichen mit einer »Nahtoderfahrung«, dass sie sich zu Hause, nach kurzer Traumatherapie, für das mediale Studium zum Medium und zur Heilerin entschied.

Sie studierte seit 2011 alles rund um die Medialität und besuchte viele Ausbildungsstätten, wie das bekannte engli-

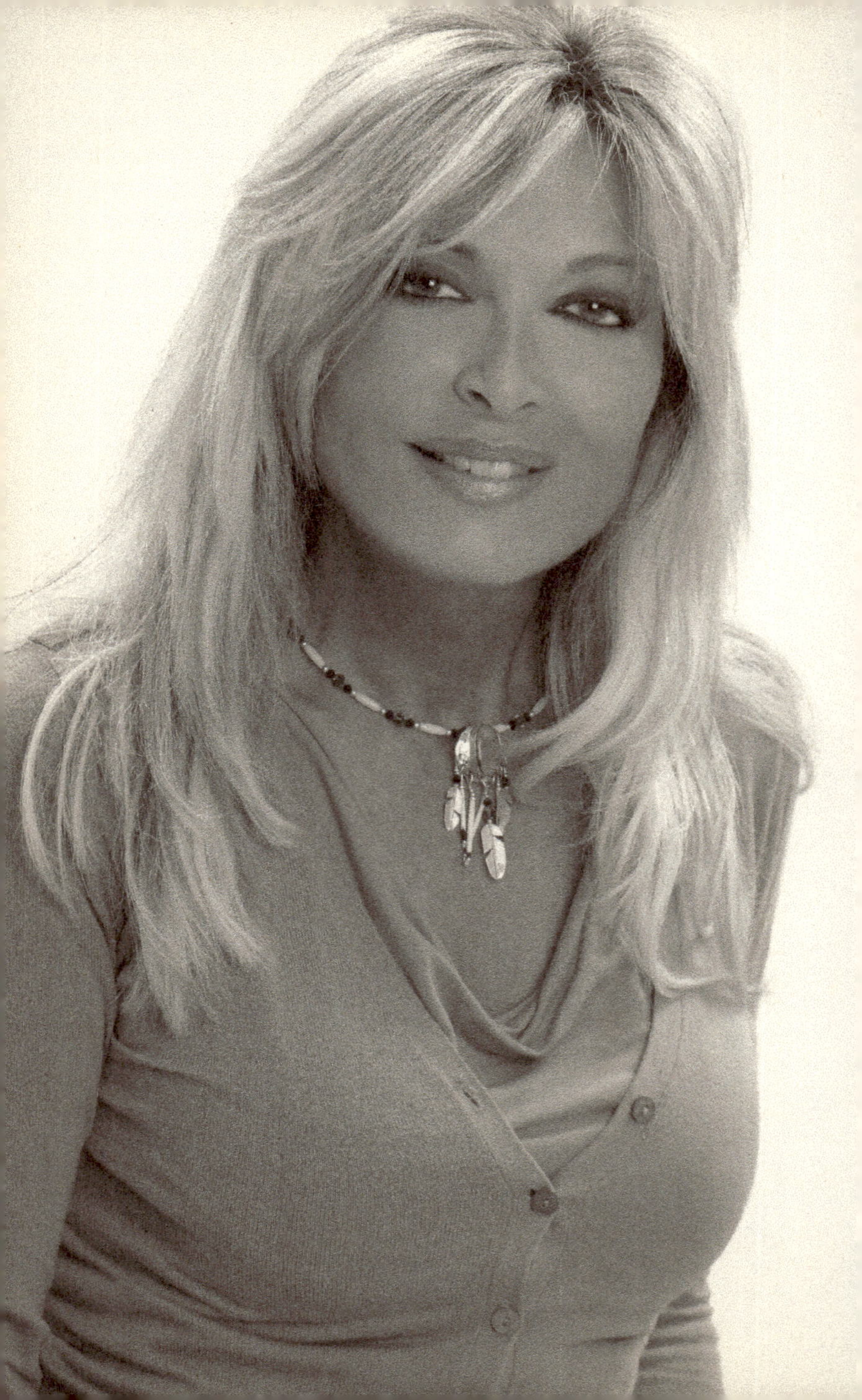

sche Arthur Findlay College und unzählige andere Schulen, Workshops und Seminare, beim Basler PSI Verein, der MAS Schule in Einsiedeln und weiteren in Deutschland. Da es zu ihrer Berufung gehört, als Medium und Heilerin tätig zu sein, gibt sie bereits seit Jahren erfolgreich mediale Privatsitzungen, Meditationsabende und Seminare rund um die Herzensheilung und für die Heilung der ganzen Welt.

Sie reiste früh für tieferes geistiges Wissen zu den Navajo-Indianern ins Monument Valley und danach nach Bhutan, dem sogenannten glücklichsten Land auf Erden. Inzwischen fährt sie jährlich nach Indien, um dort ihr drittes Auge ständig tiefer aktivieren zu können. Mit dem fernöstlichen Wissen und ihren medialen und heilerischen Begabungen hat Brigitte, die mit ihrem ersten Buch das meistverkaufte Buch in der Sparte Biographie von 2011 schweizweit landete, nun ein weiteres Buch geschrieben, das zum richtigen Zeitpunkt den »innerlich verletzten Menschen« erreichen soll, um ihm auf den Weg in seine Seelenmitte zu helfen, damit auch er/sie ihr inneres Glück endlich leben kann.

www.brigittevoss.ch